統合失調症急性期看護学

看・護・学

患者理解の方法と理論にもとづく実践

阿保 順子 長野県看護大学名誉教授

岡田 実 岩手保健医療大学教授

東 修 佐久大学看護学部准教授

那須 典政 林下病院看護部長

———— 共著

すぴか書房

Japanese Title : Tōgōshicchōshō-Kyūseiki-Kango-Gaku : Kanja-Rikai no Hōhō
  to Riron ni Motozuku Jissen
(Psychiatric Nursing for a Patient in Acute Phase of Schizophrenia)

Co-author : Junko ABO, Minoru OKADA, Osamu AZUMA, Norimasa NASU

© 1st ed. 2021

Spica-shobau Publishing Co.
Rainbow-plaza602, 2-6,Honchō, Wakō-shi
Saitama, 351-0114, Japan

序章 精神科看護の現在を問う

精神医療と看護, この50年をかえりみて

統合失調症を "ほどく" あるいは "耕す"

中井久夫は統合失調症を "ほどく" と言い[1], 星野 弘は統合失調症を "耕す" という言葉を著書の表題に使っている[2]。二人ともその意味を詳しく説明していないが, 中井の "ほどく" という言葉から連想するのは "絡まった木綿糸" である。中心で固く絡まった糸を指の爪先で結び目をほどく作業はむずかしい, というより絶望的ですらある。複雑に纏わりついている糸の "こんがらかり" を逆からたどってほどこうとするには, 相当の辛抱強さが求められる。統合失調症は木綿糸ではないが, 原因と結果が判然としない理解困難な現象は, 複雑に絡み合い, 絡み合いの始点も終点もわからない, もつれた糸玉にたとえられる。それをほどくには, 焦りは禁物である。当てずっぽうに力を加えれば, こんがらがった別の結び目がよりきつく締まって, かえって事態を悪化させるということが起こりがちである。むしろ急がず, 全体をゆるめることを優先して, 固まった結び目をなくしていくのが賢明である。「急がば回れ」によって, やがて事態は「ほどけて」くると信じることが, 統合失調症を病む人々を理解する姿勢や辛抱強くかかわる診療態度の支えとなるように思う。

星野 弘の "耕す" という言葉から連想するのは, 固い土に鍬を入れる様子である。コンクリートのように硬化した農家の広い土間を思い浮かべてみてほしい。湿り気を失い硬く踏み固められた土に鍬の刃はたたない。そんな土を耕すとしたら, 少しずつコツコツと地面をスコップで掻き, 水を吸わせながら, 硬化した土をほぐしていく。それだけでは作物を植え付け栽培できる土壌にはならない。ほぐした土に水気ととも

---

[1] 中井久夫監修・解説『統合失調症をほぐす』(ラグーナ出版, 2016年)
[2] 星野 弘『新編 分裂病を耕す』(日本評論社, 2017年)

に空気と栄養分を含ませ，ここに細菌，バクテリア，微生物が戻ってこなければ，作物を育てる力をそなえた土壌にはならない。統合失調症を"耕す"ことの意味を述べているわけではないが，星野 弘は「病棟を耕す」ということについてこんなふうに述べている。

> …われわれは若い医師や心理士と連携し，まず病棟の雰囲気を和らげることに努めた。私は急性期患者や慢性不穏患者がいる治療病棟に籠ることにした。日がな，看護詰め所とその一角にある面接室と病棟内を往復した。病棟の廊下とロビーを歩きまわった。患者の爪白癬の多さに驚きながら，爪切りとニッパーで爪をカットし外用薬を塗った。足踵の角化具合をチェックした。看護と情報の交換が密になった。病院の先輩である中井久夫先生にならい，「病棟を耕した」のである。看護科内のムードは少しずつ好転し，活気が出た。わが病院の看護は創設期の先輩医師たちと築いた，受容的で強制力の少ない柔らかい精神科看護を目指すという伝統を細々と，しかし確実に引き継いでいた。それが看護科を短期間でスムーズに再生させる原動力になったと思う。
>
> （『新編 分裂病を耕す』p258-259）

ここで言われていることは，定型化，画一化，管理強化された治療とケアによって踏み固められた精神医療と看護の「土」を耕し，患者の回復過程を妨げない温かくて柔らかい土壌（環境）を回復させることである。そこには，生物学的精神医学や精神薬理学一辺倒の精神医療に，病める人間存在として患者に敬意を払う，人間的な血のかよった治療を行なっていこうとする希いが込められているように思われる。

■すぐれた書籍に恵まれ，励まされた時代

筆者（岡田）が臨床現場で経験を積み精神科看護師として自己形成した時代は，精神医療史の年表でみれば，開放化運動の1970年代から80年代の精神保健法成立（1987年）を経て精神保健福祉法（1995年）に変わる頃までにあたる。激動の時代であったと言っていいであろう。出版の全盛期と重なり，活発な言論が交わされ，今も決してあせることのない貴重な書籍に恵まれた時代でもあった。

1980年代前半，精神科病院によっては生活療法を病院全体で取り組み，同時に閉鎖病棟入口の鍵を解除していく開放化の運動が展開された。石川信義の『開かれている病棟：三枚橋病院でのこころみ』（1978年，星和書店）は，開放化への勇気を与え続けた。中井久夫の『精神科治療の覚書』（日本評論社）が出たのは1982年であった。同書は精神科看護師にとって，統合失調症を知り，治療と看護実践を広める"伝道書"の役割を果たした。当時この著作が看護に与えた影響は大きかったはずである。

しかし，一方で，看護を「業務として」効率的に運営するための管理化・システム化が押し進められる陰で，看護そのものの変質が見え隠れしはじめていた。

1984年，宇都宮病院事件★3が発覚し，臨床現場では看護をめぐる議論が噴出した。いや，するはずだった。医療機関によって，事件の受け止め方の深さや温度差，議論

のあるなしにも隔たりがあり，事件で問われたことを「不祥事」にすり替え，これまで批判もなく行なってきた治療と看護に墨を塗り，新しい規則に"上書き"して澄まし顔の精神科病院も少なくなかった。そうした実態を抱えたまま，1987年の精神保健法★4を迎えた。その結果，精神保健法が謳う人権擁護の理念と治療の理念が何枚かの書類に形を変え，それを処理する手順がシステムに置き換わり，臨床現場に持ち込まれた。これは精神保健法の精神が臨床現場に浸透していくこととは，まったく別に進んだ話である。

■歴史に学ぶ意味

人間は生来，本質的な問いをいつまでも懐に留め置くことに耐えられないのかもしれない。倫理的な態度形成という，精神科臨床では本質的な問題と課題に向き合うことは避けられ，マニュアルや規則に流し込んで，本質を問わない形骸化が始まる。形骸化によって価値観を伴わない実践は，意味内容を失って空洞化していく。いやむしろ，倫理的な判断を日常的に問われ続ける臨床現場は，形骸化と空洞化を繰り返すことで生きながらえていると言うべきなのかもしれない。しかし，やがていつしか，重大な問題は忘れられ，「なかったこと」になる。歴史から生身の人間の苦悩と，その意味が抜け落ちて，一枚の年表になった後，再び「歴史は繰り返される」。

いま現在の問題を解くには「過去を知る」必要がある。宇都宮病院事件を今とは関係のない過去の「ある病院の不祥事」と片付けることがあってはならない。

精神科看護，この50年の変化

松本雅彦は，絶筆となった『精神医学この五〇年』（2015年，みすず書房）の中で，「相当に変化してきた精神科治療の内実」を8点に要約している。

① 統合失調症の減少，精神病理学の衰退
② 精神科病院・病棟の機能分化
③ 抗精神病薬第2世代の登場，薬物療法の全盛

★3　**宇都宮病院事件**　巨大病院を誇っていた宇都宮病院において，少数のスタッフと一部の患者を監視要員に，入院患者に対して暴力による恐怖支配が行なわれていた。従わない患者を保護室に隔離・監禁しリンチを加えて脅すなど，保護と治療とは名ばかりで，暴行による死亡事案を含め患者への重大な人権蹂躙の常態化が明るみに出た。この事態に日本精神神経学会や日弁連などでは人権蹂躙の告発や患者の人権保障が決議された。また国際法律家委員会や国際保健専門職委員会が来日して調査をし，日本の精神科病院には抜本的な改善が必要であると勧告した。国際的にも関心を集めた事件。

★4　**精神保健法と精神保健福祉法**　宇都宮病院事件を契機に，1987年9月には「精神衛生法等の一部を改正する法律」が精神保健法として成立した。精神障害者の社会復帰の促進をはじめ，人権に配慮した適切な医療と保護の確保として，任意入院と医療保護入院，応急入院が新設され，入院時の書面による告知義務，精神医療審査会の新設，退院請求・処遇改善請求制度の新設などが新たな内容となった。1995年には精神保健法が改正され「精神保健及び精神障害者福祉に関する法律」（精神保健福祉法）が成立した。精神障害者保健福祉手帳制度の創設，社会復帰施設の類型化，医療保護入院・措置入院を扱う精神科病院への精神保健指定医の必置義務などが新たに付け加えられた。その後も精神保健福祉法の改正が行なわれ，「入院医療中心から地域社会中心へ」という精神医療保健福祉政策が連続し現在に至っている。

④　入院患者の高齢化
⑤　生物学的精神医学の復活
⑥　入院患者の病態の多様化，あるいは診断基準の錯綜
⑦　精神科診療所・クリニックの出現
⑧　精神保健福祉士，作業療法士の活躍，「生活障害」概念の導入

　これに伴って，精神科病院も急激に変化した。筆者らの経験に照らして，思い浮かぶものを列挙すると以下のようになる。

①　OT による作業療法中央化に伴う，生活療法の衰退
②　患者の高齢化に伴う，レクリエーション療法の衰退
③　医療安全委員会の設置
④　インシデント・アクシデント報告のシステム化
⑤　開放病棟の閉鎖病棟化（病棟再編成）
⑥　精神科救急医療システム整備事業（緊急入院受入れ輪番制）
⑦　認知症専門病棟の開設
⑧　大規模デイケアを併設した精神医療センター化
⑨　訪問看護部門の設置と退院前訪問看護の開始
⑩　鉄格子撤去の改修工事

　以上は，精神科病院を取り巻く環境の変化である。以後，精神科看護の内容自体も大きく変容する。

⑪　行動制限最小化委員会の設置
⑫　リスクマネジャー（医療安全推進担当者）の配置
⑬　精神障害者アウトリーチ推進事業
⑭　精神科認定看護師の導入（日本精神科看護協会）
⑮　認知症看護認定看護師の導入（日本看護協会）
⑯　老朽化した精神科病院の改築
⑰　電子カルテの導入
⑱　クリニカルパスの導入

　その他，精神科急性期治療病棟入院料，精神科救急入院料，認知症治療病棟入院料，地域移行機能強化病棟入院料ほか各種の加算など，精神医療に関連した診療報酬も大きく変化した。看護の専門性を高めることが加算として認められ，それと連動して，認定看護師（上記⑭ ⑮）や精神看護専門看護師（日本看護協会）の認定事業がすすめられている。

揺れはじめた看護職能——オールラウンド性の喪失

■作業療法士の登場——集団作業療法の診療報酬化（1986年）・・・・・・・・・・・

　精神科デイケアや精神科作業療法の診療報酬点数化は既に1974年から始まっていたが，精神科病院に専門職として作業療法士を迎え入れる時代はまだ先のことで，生活療法と病棟の開放化は精神科看護師たちを中心に担われていた。

　開放化された病棟では，日中，患者の姿をほとんど見ない。患者たちは帽子をかぶり，農作業の用具を手に三々五々畑に向かって行く。炎天下で作業を始めて30分もすると，白衣に長靴を履いた看護師が，麦茶の入ったやかんを持って「休憩」の声をかけにやって来る。今でこそ，精神科病院も禁煙が当たり前になっているが，この時代，患者と看護師たちが畑にしゃがみこんで一服する風景が見られた。そこでは患者の本音が飛び交う，不思議な空間が生まれていた。畝作りにいそしんでいた患者が，日差しをたっぷり含んだ黒々とした土を両手にすくって，「なんぼぬくくて，やっけんだ！（どうしてこんなに温かくて柔らかいの！）」と，大声を張り上げる。痩せた土壌が再び命を養う力を備えた時の温かさと柔らかさが，肌感覚として確かに伝わってくる。収穫の喜び，時には作物が病気にやられた時の悔しさも合わせて，患者たちは忘れていた多くの生活感覚や，そこに集う人間関係を味わい，日中の日差しに焼けた肌の火照りを涼しい夜気で癒した。そんな一時代がある。

　やがて作業療法士が精神科病院に採用され始める。そして，看護師が年間計画を提出して行なわれていた生活療法は次第に看護師の手を離れ，運営の責任と権限は作業療法士にシフトしていった。それにともない，看護師たちは活動範囲を徐々に病棟内の看護活動と作業療法の補助へと狭め，これまで担ってきた病棟横断的な各種の活動から撤退していった。院内で行なわれていた文化祭や運動会，スポーツ大会，市内精神科病院間のソフトボールやゲートボール大会など，大がかりな季節行事の企画も作業療法士に移り，看護師は企画の補助と患者たちの引率に回った。

　このあたりが，精神科看護師の活動が守備範囲を狭め，役割が変化していく大きな転換点であった。作業療法士を中心とした集団作業療法の診療報酬化（1986年）が，あっという間に精神科看護師の活動を変えてしまったと言っても過言ではない。この転換は，生活療法で培われてきた先輩看護師の大切なスキルが，「古い看護」とみなされて，後輩看護師に継承されることなく廃れてしまうことを意味した。

■退院・社会復帰促進と精神保健福祉士 ・・・・・・・・・・・・・・・・・・・・・・・・

　厚労省は「新障害者プラン」（2002年）において，「受け入れ条件さえ整えば退院可能な患者7万2千人」の推計値を発表した★5。精神科病院では患者全員に聞き取り調査が行なわれた。「私，退院したい！」と引き締まった表情で，決意を述べる患

★5 「厚生労働省（精神保健福祉課）：精神障害者社会復帰対策の推進について」https://www.mhlw.go.jp/topics/2003/bukyoku/syougai/r-seishin.html ／「精神障害者退院促進支援事業」https://www.dinf.ne.jp/doc/japanese/resource/jiritsu-report-DB/db/20/031/report3/report01.html

者の声が聞こえる。考えてみれば当たり前の一言が，新鮮に聞こえたのは不思議なことである。患者には色々な事情があって，実家は既に帰る場所ではなくなっていた。家に代わる居場所を病院の外に探し，そこでの生活を始める準備と練習が始まる。服薬もきちんと自身で管理できないといけない。

　この時期，精神科病院には精神保健福祉士が 1 名配置され，外来には新たに訪問看護の機能が付け加えられた。活用可能な社会資源を検索し利用定員の空きを把握しているだけでは精神保健福祉士は務まらない。すぐれた精神保健福祉士がいれば退院事例が続き，地域での定着もうまく進む。精神科病院が抱え込むようにしていた患者たちが，まるで堰を切ったように地域へと向かうようになる，その流れの源には決まって優秀な精神保健福祉士の姿が見られた。

　新しく非定型抗精神病薬や抗うつ薬が臨床に導入されはじめるのもこの頃である。定型抗精神病薬から処方を変更し，晴れて地域に根を張ろうとしていた患者たちに歓迎された薬であったが，いいことばかりではなかった（☞ 第2章, 4 薬物療法）。後にオランザピン服用者には定期的な血糖値の測定が推奨されるようになるが，そこに至るまでには犠牲があったことは忘れてはならない記憶である。

精神保健医療福祉の改革ビジョン──10 カ年計画の顚末

　2004 年の精神保健医療福祉の改革ビジョン[6]（以下「改革ビジョン」）では退院可能な患者「7 万 2 千人」の 10 年後の解消（地域移行）が謳われた。この政策項目にあがった「精神医療の改革」と「地域生活支援の強化」では，病棟機能分化の推進による早期退院と地域における受け皿の整備が強調された。10 カ年計画の中間点にあたる 2009 年には「精神保健医療福祉の更なる改革に向けて」[7]（以下，「更なる改革に向けて」）が報告され，救急急性期医療の重視，長期在院者の早期退院，地域ケアの体制整備が謳われ，2014 年までに統合失調症入院者を 15 万人とし，精神病床 7 万床を削減するという数値目標が明確に打ち出された。

　2002 年の精神病床における入院患者数は 32.1 万人で，統合失調症の患者数は 20.1 万人（62.6%）であった。対して，2014 年（「改革ビジョン」10 年目）には入院患者数 28.9 万人，うち統合失調症患者数 16.4 万人（56.7%）と報告されている。統合失調症の入院者数では，目標値 15 万人に 1.4 万人届かなかった。さらに精神病床数をみると，2002 年の 35.6 万床から 2014 年の 33.8 万床へと 1.8 万床の削減に留まる。精神科病院だけを見ると 26.1 万床から 25.3 万床へとわずか 8 千床が削減されたにすぎない。一般病院の精神科病棟が閉鎖されていった結果，一般病院の精神病床が 1 万床削減されたのに比べると，施設数や病床数の割合から見てもいかに精神科病院の病

★6 「厚生労働省（精神保健福祉課）：精神障害者社会復帰対策の推進について」https://www.mhlw.go.jp/topics/2003/bukyoku/syougai/r-seishin.html ／「精神障害者退院促進支援事業」https://www.dinf.ne.jp/doc/japanese/resource/jiritsu-report-DB/db/20/031/report3/report01.html

★7 「精神保健医療福祉の更なる改革に向けて（今後の精神保健医療福祉のあり方等に関する検討会報告書）概要」https://www.mhlw.go.jp/shingi/2009/09/dl/s0924-2b.pdf

床数の削減幅が小さいかがわかる。

その後の精神病床数の推移を追跡してみよう。2002年から16年が経過した平成30（2018）年，厚労省医療施設調査による設置主体別精神病床数をみると，総精神病床数が329,692床，そのうち精神科病院の病床数が246,288床と数えられている。2002年の精神科病院の病床数に比較すると261,000－246,288＝14,712床，一般病院も含めた総精神病床数を比較すると356,000－329,692＝26,308床と，病床削減の数値目標とした7万床の足元にも及んでいないことがわかる。さらに，2014年に16.4万人入院していた統合失調症の患者数は，「改革ビジョン」13年目の2017年においても15.4万人を数え，未だ10年目の目標値に達していない。

2019年11月「精神疾患の医療体制の構築に関する現状と見直しについて（案）」[8]では，精神病床7万床削減には至らなかったが，それでも1.8万床は削減されたという事実だけを述べ，精神科病院や地域援助事業者の努力だけでは限界があるため，自治体を中心とした地域精神保健医療福祉の一体的な取組の推進，すなわち精神障害者にも対応した地域包括ケアシステムと多様な精神疾患等に対応できる医療連携体制の構築へと政策転換を図る必要性が述べられている。精神病床削減に強く抵抗している精神科病院の生き残り策を切り崩す政策としては，病床数の削減だけではなく機能分化の圧力がかけられている。「機能分化」という言葉は，専門診療機能の特化という意味合いだが，専門性を打ち出すことがむずかしい，あるいは近隣他院に対し自院の特性を打ち出せない医療機関の撤退を求めているに等しい。すなわち閉院や併合へのプレッシャーである。さらに，「地域移行を進めるためには，あるべき地域精神保健医療福祉体制を見据えた新たな目標を設定し，計画的に取り組む必要」を説くに至る。10年かけて7万床を削減すると声高に叫びながら，蓋を開けてみたら1万8千床に留まった原因がどこにあるのか，また，この責任を誰が取るのかについては不問にされたままである。

宇都宮病院事件は世界が注目し，日本の精神医療の構造的な問題が指摘された。それを受けて取り組まれた病床削減政策のはずであるが，肝心のその問題はどう改善されたのであろうか。

■ 精神病床削減が失敗に終わった背景

2015（平成27）年に資料として発表された「精神病床における患者の動態の年次推移」[9]をみると，2010年の新規入院者40.2万人のうち3か月未満で退院した者が23.4万人（58.2％），3か月以上1年未満の退院が11.9万人（29.6％）を数え，1年未満で退院した者を合計すると35.3万人になる。これは2010年の新規入院者40.2万人の87.8％に相当する。したがって，残りの4.9万人（12.2％）が1年以上入院

★8 「精神疾患の医療体制の構築に関する現状と見直しについて（案）」，障害保健福祉部精神・障害保健課（令和元年11月28日）https://www.mhlw.go.jp/content/10800000/000571687.pdf
★9 「ワーキング・セッションⅡ：精神障害者・医療ケアを必要とする重度障害者等の地域移行の支援など；精神病床における患者の動態の年次推移（平成27年5月19日）」厚生労働省 https://www8.cao.go.jp/shougai/suishin/seisaku_iinkai/k_23/pdf/s4-4.pdf

群に繰り越しとなる。そして，2011年では，この4.9万人を含むすべての1年以上入院患者数のうち4.9万人が退院している。ということは，前年度の1年以上入院者のうち退院した人数を新規入院患者で1年以上の入院となった者が補うかたちとなり，1年以上入院患者群の数は変動しないという患者動態が明らかになったのである。

　長期入院者を多く抱えることが精神科病院の経営上大きな負担になるように，入院基本料の加算額を14日以内（465点），30日以内（250点），90日以内（125点）と減算する診療報酬の操作をしてきたのは周知のとおりである。早期退院の促進をねらった診療報酬ではあったが，長期入院者数を減らすことは結局できなかったわけである。精神科病院は診療報酬減を免れるために経営戦略を考え，必死の生き残り策を講じてきたのである。精神病床数も入院患者総数も微減に留まった根本的な背景がここにある。

臨床看護の変質

■診療報酬の成果主義になびく──入院基本料の軽視 ・・・・・・・・・・・・・・・・・

　厚労省は診療報酬を操作することによって政策誘導を行なってきた。診療報酬は天井知らずではなく，改定の度に総医療費のパイの切り分けが行なわれ，新設，削減，廃止があり，医療保険点数表のページ数を増やしてきた。日本医師会や日本精神病院協会だけでなく，日本看護協会も日本精神科看護協会も，職能団体の利害を診療報酬の点数獲得につなげる政治活動を公然と行なってきた。これは，職能の「専門性」を診療報酬の点数に実体化しようとする工作である。しかし，診療報酬の改定は，枠づけられた総医療費の切り分け方の修正・変更でしかないということを，どのように自覚しているのであろうか。結局，パイの分け前の奪い合いで終わる。そればかりか，目に見えて診療報酬化されていない医行為や看護行為が，評価の埒外に置かれ，成果主義の風潮の下，見向きもされなくなってしまったと言ったら言い過ぎだろうか。

　今や，ベッドサイドから看護師の姿が消えてしまったと嘆く患者も多い。そして，看護師の代わりに介護福祉士や看護補助者が，清拭などの直接看護の多くを担うようになった。診療報酬の裏付けのない行為はしないという姿勢が，入院基本料に含まれる重要なベッドサイドケアの軽視につながってはいないだろうか？　精神科においても，心ある看護師が時間外で患者のベッドサイドに出向くしかない現場がふえている。これのどこが看護の質的向上なのか？　「臨床看護」の変質を憂える声も少なくはないが，流れを変える力にはなっていない。誰もが知っているこの医療の内情を，医療従事者の誰も指摘しなくなったという医療ジャーナリストの発言[10]が耳に痛い。

■総合的な看護スキルの軽視 ・・・・・・・・・・・・・・・・・・・・・・・・・・・・・・・・・・・・・・

　認定看護師や専門看護師は，診療報酬の加算要件の一部に与することで，存在意義が認められたと勘違いしてはならない。むしろ，一方で，看護の変質（劣化）という大きな歪みをもたらすことになってはいないかという視点で，現実を見つめてほしい

★10　小林美希『ルポ 看護の質；患者の命は守られるのか』（岩波新書，2016）p247.

と思う。

認定看護師の大量養成は，特定行為研修に前のめりになる日看協ばかりか，診療報酬の動向に一喜一憂する日精看も同様である。認定看護師や専門看護師は，看護の専門性の向上を，総合的な看護のスキルアップではなく，特定技能のクローズアップによる特殊化に求めた資格・制度化である。その結果，そんなことは決して意図されていないとしても，本来看護師であれば専門職として実践できなければならない総合的なスキルが軽視される風潮を生むであろうことは，予測されてしかるべきである。ある面で合理化であり進歩とみえることも，看護の本質からみると「疎外」をもたらしているのである。以下は，「精神科病院の看護の現場から」の声[11]である

「…病棟運営がシステマティックになる一方で，記録や書類が多くなり，患者さんとコミュニケーションをとる時間が少なくなってきたということが，課題になっています。また，標準看護計画に頼りすぎることによって，アセスメント力や考える力，個別性を見ていく力が失われる危険性があると感じます。看護者がこのような力を向上させ，質の高い精神科看護を提供していくためにも，事例検討などの必要性を強く感じています。」

電子カルテにある標準看護計画のコピペに馴染んでしまった看護の現場では，診療報酬の加算に目を奪われ，入院基本料に含まれる「療養生活上の世話」としての本来なすべき看護行為への関心が薄れつつある。あるべき看護の姿から隔たり，看護の変質と劣化を憂える医療ジャーナリストの指摘[12]を待つまでもなく，「改革ビジョン」（2004年）後の17年間，精神科看護は多くのことを失ってきたように思われる。

■看護記録にみる問題──自ら書かないことの末路

最近では，電子カルテの記録をテキストデータ化してAIに供し，退院調整に関するカンファレンスで活用するというシステムが，精神科救急入院料病棟を中心に稼働し始めている[13]。学会においても「MENTATを用いて解析すると…」という看護研究も出始めている[14]（次ページ）。これらの研究は，精神科救急入院料病棟の多職種カンファレンスに活用されており，多職種と共にMENTATによって抽出されたリスク要因（看護問題）と実際の症例検討を比較検討しながら，多職種間で治療方針を立案する際の効果を論じている。新時代の到来を思わせるが，AIを使わなければ治療や

★11　ナーシング・スター，2019.6（日精看ニュース No.720）に掲載。「精神科病院の看護の現場から：麻場英聖さん」http://www.jpna.jp/images/pdf/NS_201906.pdf

★12　前掲★10の小林美紀による『看護崩壊；病院から看護師が消えていく』（アスキー新書，2011年）

★13　精神科電子カルテに特化したデータ分析ソリューションMENTATについて，大塚デジタルヘルスは，「電子カルテのデータを解析し，医療現場や病院経営に役立つ情報をご提供するサービスです。数値化しにくい症状や病歴などが含まれる膨大な記述（テキストデータ）を自動的に統合・分析してデータベース化することで，患者さんの医療データを有効に活用し，より良い医療を提供できるよう支援していきたい」とアピールしている。https://www.mentat.jp/jp/service/

看護方針が立案・評価できないという事態の招来ではないのだろうか？一般科においても既に看護計画の立案ができない看護師がふえていると聞く。「水は低きに流れる」とはよく言ったもので，クリニカルパスの導入と同時に，標準看護計画のコピペで看護計画を代用させる現象が急加速しはじめている。

看護師は自ら書かなくなった。記述力の衰えとともに観察力の退化が危ぶまれる。クリニカルパスなどで看護師に求められるのは，項目化された情報のチェックである。実際にかかわることをとおして得られた，患者や家族の「主観的な情報」の記録は義務づけられていない。自ら書くことをやめた看護は，情報チェック項目以外に観察の目をはたらかすことがなくなり，記録に残らないことは「しなくてもいいこと」と思われるようになる。自分が意識的に行なう実践（看護過程の展開）を記録に留めることをしなくなった看護職を，もはや自立した専門職と呼ぶことはできない。

伝統的な精神科看護に依拠していた時代の記録は，時系列に沿った叙述的記述方式で，読みさえすれば患者の言動や看護状況がすべて理解可能であった。中井久夫は『最終講義：分裂病私見』（1998年，みすず書房）で，

> …身体診察を面接のつど行っていないと臨界期という重要な時期がわかりません。客観的にもわかりませんし，患者も「精神科医というものは身体については関心がなく，うっかり身体のことを語ったら叱られないか」と思い込んで訴えなくなります。精神医学の実践は極端な心身二元論に立っていてはなりません。それから看護日誌が重要です。これと医師の面接記録と相照らしてはじめて臨界期がみえるのです。
>
> ひょっとすると回復過程に光を当てることは，何よりもまず看護に役立つかもしれません。(p14-15)

と述べている。臨界期（☞第1章2-3］臨界期，4臨界期ケアの重要性）を見過ごさないために，旧来の記録方式である「看護日誌」が大いに貢献するというのである。そもそも中井が統合失調症の回復過程において重要な臨界期を見いだしたのも，医師の診療録だけでなく，患者のバイタルサインや身体的な訴えをありのままに記述した部厚い看護記録をもとに「分裂病に目鼻を付ける」(p8) 気が遠くなるような作業の結果だったのである。

★ 14　石川，深谷，酒井他：MENTAT の分析から考えるアウトリーチのあり方，第25回日本精神科救急学会学術総会，学会抄録，135.／石川，富岡，岩下他：電子カルテ分析ソリューション MENTAT をカンファレンスで活用した効果，第26回日本精神科救急学会学術総会，学会抄録，155.／石川剛：当院における入院長期化の傾向；電子カルテ分析ソフト『MENTAT』を使って，第27回日本精神科救急学会学術総会，学会抄録，127.

看護を取り戻すために

　この間，精神科看護師の記録や実践だけが変化したのではない。一般科看護のほうがそれ以上に，効率化とシステム化という名のもとに変化を続けてきたのであり，精神科看護はその後追いをしているに過ぎないのかもしれない。

　看護師が患者の観察にもとづいて記録にとどめる行為は，他の科学におけるフィールドノートに似ている。当事者によって記述された記録の蓄積が，豊かな「後ろ向き研究」と，これをベースに新たな介入を試みる「前向き研究」を可能にしてきた。このように臨床実践の進展は地道な記録の蓄積のもとに可能なのである。臨床に携わる専門職にとって，記録する行為は本質的に重要なことであり，また，そこに醍醐味もある。医師がそうであるように，専門職は例外なく独自の記録（記述）方法をそなえている。それに照らして，昨今の看護の状況をどうみればいいのだろうか。

　どうしても時間外労働になりやすい看護記録に費やす行為が中間管理職から嫌がられる。診療報酬点数の加算にばかり目が向き，患者に直接触れる基礎的看護行為は軽視される。それらは「看護師でなくともできる」単純な労働とみなされて，補助者や介護職に委譲されつつある。そうした現状は，看護の危機でなくて何なのか。

　「看護師には患者の不安に寄り添うなど本来の看護をきっちりやってほしい」という医師の声を聞くことがある。「心ある」臨床医の言として受けとめるのであるが，彼らの思い描く「本来の看護」と，看護師が志向する看護とがずれているとすれば大きな問題である。しかし，それよりも以前に，看護師自身の間でどんな看護をしたいのかが話し合われず，看護が見失われていくことを問題にすべきではないだろうか。

　臨床では「看護過程の展開」という言葉も消えつつある。知的な作業を伴う看護過程は，ふだんから意識的に使われていなければ（看護チームの中で実践を語るための考え方として共有されなければ），瞬く間に退化してしまう。社会環境の変化に伴って業務形態の変化や新システムへの適応は避けられないとしても，それによる臨床看護の変質は，果たして看護師自らが望む姿なのだろうか？　時代の必然として受け入れるしか道はないのだろうか？

　私たちは患者のための看護をするために看護師になった。日々の業務のなかで，そんな看護師としての経験を着実に積めているだろうか。筆者らは，日々の仕事の中に実践の手応えを感じる看護を取りもどしたいと思う。同じ思いで患者とのかかわりに心をくだく臨床の看護師を支持する。

　昔を懐かしみ帰ろうとする後退的な願望ではない。本来の看護を体現し，専門的・理論的な実践をめざす意志を鼓舞したいのである。そして翻って，看護学の現状を思う。すぐれた実践を導くために必要な，有用な知見の蓄積と本質の追究は，どこまでどのように進んでいるのだろうか。臨床での実践を志向する，看護師の専門的な関心に応える，指針となる理論が書かれなければならない。

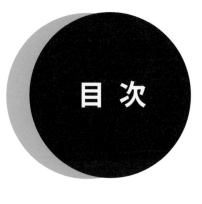

目次

Ⅰ　統合失調症急性期看護学総論　　23

第1章　回復過程としての統合失調症急性期
中井久夫 " 寛解過程論 " による　　25

第 2 章　精神科救急あるいは外来受診患者 の入院

第3章　統合失調症急性期看護の基本
精神科看護の専門的常識 61

1　望ましい入院 …………………………………………………… 61

Ⅱ 統合失調症急性期看護の展開
"精神構造と保護膜"の理論

2　統合失調症急性期看護の原則
──"精神構造と保護膜"の理論 95

第6章　回復過程に沿った看護の実際
看護方針と具体策　　　　　　　　　　　　　　　99

1　発病時（急性状態）の看護 99

2　臨界期の看護 107

Ⅲ 統合失調症急性期看護事例集
精神構造の解釈と看護の実際
117

I

統合失調症急性期看護学総論

回復過程としての統合失調症急性期
中井久夫"寛解過程論"による

1 統合失調症の急性期とは

1] 文献検討

　統合失調症において，どのような状態までを急性期であるとするのか，厳密に定義することはむずかしい。藤村と蜂谷[1] は急性期を次のように定義している。「一般的には入院者側が有するだろう何らかの疾病の病状の増悪の程度と経過の速度とその現われ出る様相が激しく急峻な場合を急性期（acute）という」。わかりやすい説明だが，具体的に考えると漠然としてくる。「増悪の程度」といっても，発病初期の増悪もあれば 回復過程にあらわれる状態のひとつとしての増悪もあり，症状だけを見てどちらかを判断するのはむずかしい。「経過の速度」も，平均的な速度というものが定まっていなければ「急峻」の解釈が医療者個々人のとらえ方にかかってきてしまう。

　ところが，さらに同書を読みすすむと，以下のような記述にぶつかる。「直観的，相互主観的，感情移入的，自己投入的であれ（さまざまな理解のしかたがあり得るということを言っている＝筆者註＝），観察対象は病者の入院に至るまでのその時に現れ出る現象である」。「その現象そのものが忠実に治療者に照射される状況は,病者の外部世界 (outside) に向かって表現されるときと，自らの内的世界 (inside) に向かうときと両方向性がある。しかも，その現象が刻々に激動的な様相であるならば急性期と捉える」。この現象学的な表現は，精神病という人間の主観にかかわる疾病の特徴をみごとに表現している。つまり，統合失調症の急性期というのは,決して客観的なツール

★1　藤村尚宏, 蜂谷英彦『精神科急性期病棟』（金剛出版 ,1998 年）

で測定できるわけではなく，患者と医療従事者の間にたちあらわれてくる現象として
とらえられる事態なのである。同書中の「狭義急性期治療試論」では，統合失調症と
躁うつ病などの精神病圏の急性期の病態を，以下の6項目に分けて解説している。

① 大変に混乱した状態
② 不気味で圧倒的な恐怖感や不安感によって恐慌をきたしている
③ 強い抑うつ感に打ちのめされている
④ 幻覚あるいは妄想に強く巻き込まれている
⑤ 窮鼠猫を噛むような興奮状態
⑥ 蛇に睨まれた蛙のような，身も心も身動きならない状態

　ここまで具体化されると，臨床で経験を積んでいる看護師なら，そのとおりすんなり納得されるであろう。
　精神科救急医療実践の草分けである計見一雄の編著をみると，救急医療の機能を「評価・判定機能」「応急対応機能」「急性期治療機能」「地域ケアへのリンケージ機能」の4つの位相でとらえている[2]。すなわち急性期治療は phase 3 に位置づけられている。そして，「入院治療の対象となる急性期患者の典型は，急性の精神分裂病（ママ）状態にある患者」とされ，その範疇に入る人々を国際疾病分類（ICD）で示している。
　精神医学を学ぶ人々に広く読まれている『臨床精神医学講座』では，急性期の症状として以下の7つの側面に問題が生じてくるとしている[3]。

① 外界
② 自己—他者（世界）関係
③ 言語危機，ブラックホール体験
④ 主体
⑤ 身体
⑥ 行動—欲動面
⑦ 感情—気分面

2] なぜ急性期が強調されるのか

　クレペリンにより「早発性痴呆」という疾患単位が提唱されて以来，統合失調症は
再発を繰り返すうちに人格変化をきたし，「人格荒廃」にまで至りうる病としてとら
えられ，急性期よりも慢性期にその本質を求める考え方が支配的であった。統合失

---

[2] 平田豊明：精神科救急医療の戦略，計見一雄編著『スタンダード精神科救急医療』（メヂカルフレンド社，1998年）
[3] 加藤 敏：急性期症状，松下正明総編集『臨床精神医学講座 2：精神分裂病Ⅰ』（中山書店，1999年）

調症を人格の病と規定する Ey, H ★4 の考え方もこれにあたるだろう。しかし現在では，急性期に統合失調症の本質を求めるようになっている。 統合失調症の慢性状態は「社会的人工物」であり，急性状態こそ統合失調症にとってより本質的であるとする Ciompi, L ★5 の見解がその例である。

　急性期に治療とケアの焦点を移動させれば，陰性症状 ★6 が長期収容の産物なのか病気の産物なのかといった議論に立ち入る必要もない。急性期をていねいに治療すれば，再発，慢性化を防ぐ率が高まると見込まれるようになった。現に，「多くの臨床家は，いかに急性期を乗り切り，慢性化を回避するか，慢性化への移行を最小限にくい止めるか，という問題が重要であることに気がついている」(前掲書★3) のである。

2 ▶ 統合失調症の経過

■中井久夫の寛解過程論 ・・・・・・・・・・・・・・・・・・・・・・・・・・・

　看護を論じる本書は，患者を「回復へ向かう」ものととらえ，統合失調症急性期看護の焦点は，回復へ向かう患者のケアであり，回復過程をたどることへの支援であるという基本的見方をとる。言いかえれば，患者を過程的，動的に理解するということである。では，統合失調症は，どのようにして発病に至り，回復していくのであろうか。筆者らは，中井久夫の著作に多くを学んできた者であり，なかでも統合失調症の寛解過程論は，看護実践を導く理論的根拠として精神科看護師の間でぜひとも共有すべき知識（そして経験）であると考える。以下，中井の理論にしたがって統合失調症の経過を追うことにする。

　中井 ★7 は，統合失調症の発病から回復に至る過程を，発病準備期から発病，急性状態（出典での表記は「急性分裂病状態」であるが，病名変更も考慮して本書では単に「急性状態」とする）を経て，（回復時）臨界期，寛解期前期，寛解期後期を経過するとして，各期の詳細を記述している。次ページ以下の表は，その要約を試みたものである。

　本書で言うところの「統合失調症急性期」とは，上記の「急性状態」だけを指すのではなく，動的な一連の経過，すなわち期間としては寛解期に至る回復過程の全体を射程に入れている。なお，前節（本章の 1）で述べたのは，一般的に使われている「急性期」という言葉の意味についてであった。その急性期は，以下に述べる「発病（急性状態）」と同義と考えてよい。回復過程全体を急性期ととらえるとしても，症状と

★4　アンリ・エー, 他（小池淳訳）『精神医学マニュエル』牧野出版 ,1981 年 .

★5　Ciompi, L.: Ist die chronische Schizophrenie ein Artefakt? Argumente und Gegenargumente. *Fortschr Neurol Psychiatr*, 48(5), 237-248,1980.

★6　**陰性症状**　派手な動きを伴わない，過剰ではなく，不足や欠如を示す症状。無感情，意欲・自発性欠如，快感消失，会話の貧困，寡動，動作の緩慢などである。

★7　中井久夫：精神分裂病状態からの寛解過程；描画を併用した精神療法をとおしてみた横断的観察，宮本忠雄編『分裂病の精神病理 2』（東京大学出版会，1974 年）所収 . その後，『統合失調症 2』（みすず書房，2010 年）に収載。

表 ● 統合失調症急性期の経過と治療方針*

* 中井久夫による記述の要約

発病／急性状態

- Conrad, K のいうアポフェニー期およびアポカリプス期である。人間の存在の仕方が「世界」対「自己」とに二分され，世界は意味するもの（シニフィアン；signifiant）となり，自己は意味されるもの（シニフィエ；signifié）となる。患者は，世界によって「読まれる」存在となる。

- 全不眠が2～3日続くと，雪崩のように発病する。発病と急性状態の体験は，回復してから意識的な自我に統合できるようなものではない。

- 最も強烈な体験は,不吉な予感を伴う恐怖である。なじみのない観念が出没し，意識は，それらに脈絡をつけまとめようとする。そのため意識レベルは高まり，超覚醒状態に入り，ノイズを意味あるものとして拾ったり，些細な知覚を重大な事態の予兆として受けとったりする。思考はコントロールできないほど無限に広がったり，枝分かれしたりして，混乱する。最後に破局的恐怖がくる。

- 患者は，未知の存在に全面的に支配・所有され，底なしの深淵に吸い込まれるように感じ，これを言い表わす言葉も奪われる。自分の意思のもとに考えることができず，言葉を失って，思考が急停止してしまう。

- 極度の恐怖は，対象をもたない全体的な「恐怖そのもの」であるが，時とともに，幻覚，妄想，知覚変容というかたちで対象化される。このことは，自然治癒力の発現ととらえることもできる。

- 時間は今・現在しかなくなる。クロノス的（物理的・機械的）時間は流れていても，カイロス的（人間的・主観的）時間は崩壊しており，過去と未来を現在の相において統合する「歴史意識」をもつことはない。

- 身体にそなわる自律神経系―睡眠覚醒系の「警報システム」は作動せず，身体的撹乱が生じても意識にのぼらない（「統合失調症的擬ホメオスタシス」と呼ぶ）。

治療方針	
◆	恐怖と孤独感，絶望感を軽減することが，第1の目標である。
◆	穏やかに，患者の状態を敏感に察知して，距離をとって見まもる。そうすることが患者の不安を鎮め，治療者への警戒を少なくする。
◆	強制しない。

臨 界 期

- 臨界期（critical period）とは，急性状態の終結と，寛解への転換が行なわれる時期である。「病」を身体全体が担うことで寛解へ向かっていると考えられ，それに伴って一連の現象が観察される。

表 ● 統合失調症急性期の経過と治療方針（「臨界期」つづき）

● この段階に入ったことの目安となる特徴は，患者が疲労感，消耗感を自覚することである。それに伴ってさまざまな身体症状が出現する。具体的には，

　1）下痢と便秘の交替，原因不明の発熱，胸骨下―心窩部の不快感，腹痛，灼熱感などの自律神経発作様症状

　2）薬物副作用の増強（一過性）

　3）身体疾患（虫垂炎，外傷など）

　4）てんかんとまぎらわしい失神発作

　などである。

● 臨界期に近づくと，患者は夢を報告するようになる。幻聴や妄想が夢に入り込むこともある。臨界期に入ると，夢は悪夢となり，その内容はしばしば強烈である。

● 焦燥感はあるが，それほど強いものではなく，焦りを自覚できる程度に「ゆとり」が生まれてきたと解釈することも可能である。

● 内省と回想の能力を回復し，病的体験を語る余裕が生まれる。

● しかし，回復による活動量がふえることの反動として，消耗感，抑うつ感が起こる。離人症があらわれることもある。

● 心理的に非常に不安定な時期である。孤独感を味わうことにもなる。それゆえ自殺の危険が高まる。

治療方針

◆　この時期の混乱は「健康化への道程としての錯乱」であり，大きな治療の契機ととらえる。

◆　患者の孤独感も，急性状態のそれとは異なり，人間的世界にひらかれた存在であるがゆえにきわだつ孤独である。身体的な諸症状の出現も，統合失調症的擬ホメオスタシスから正常なホメオスタシスへの移行過程における「錯乱」なのである。

◆　向精神薬を処方する目的は，臨界期の諸現象を生体の忍耐限度内にとどめ，寛解期への通過を容易にすることである。

寛解期前期

● 臨界期が終結し，寛解期が開始する移行期であるが，実際上，臨界期の終結→寛解期への移行を同定するのはむずかしい。

● 自律神経系の不調和は収まっていく。

● しばしば消耗感，集中困難が自覚される。複雑な人間関係が煩わしく感じられ，言語活動が低下する。社会的行動も拙劣である。

表 ● 統合失調症急性期の経過と治療方針（「寛解期前期」つづき）

● 「繭に包まれたような」「水中での出来事のような」と比喩される感じを抱く。軽度の離隔感，すべての事象が遠くで生起している感じ，あるいは，はっきりと感得できない感じである。この感じは，患者にとってもどかしくはあるが，不安はない。

● このような状態は，周囲から，心的諸機能の水準低下，感情鈍麻とみなされがちである。

● ときに，化粧が濃くなったり，奇妙な服装をまとったりすることがある。これらの行動は，現実感の薄さを補っているものと解釈できる。

● 夢は，悪夢に近いものから，次第に現実に即したものとなっていく。

治療方針

◆ 患者は，寛解期をそれぞれ固有のテンポで通過する。そのテンポをつかみ，それに合わせて治療を進めることが肝要である。急がず，安全に通過させる。

◆ 経過が長引くと，患者本人だけでなく周囲にも焦りが生まれがちである。治療者の安定した態度がそれを防ぐ。

◆ 疲れさせない。睡眠と休息が大切である。

寛解期後期

● 本格的な回復へと向かう時期である。自律神経系の機能は緩やかな調和的振動を示すようになり，一日のリズムも回復する。

● 消耗感や集中困難は，しばしば突如消失し，「にわかに醒めた人」のごとき印象を周囲に与える。

● 季節感が回復する。

● カイロス的時間の再生により，現在をもとに過去を眺め，未来を予測することができるようになる。不安を伴わずに回想し，過去を連続した１つの物語としてとらえられる。

● こうしたことが余裕感をもたらす。他者との関係においても余裕感を維持できるようになる。突発的な事態にもある程度対応できるようになる。

● 夢機能も回復し，象徴化などが発揮される。言語活動も活発になっていく。

● 前期の「繭に包まれた感じ」の消失は，外界と直接接触する感覚の回復を意味するが，反面，患者にとっては，刺激に対する「保護膜」（☞本書第6章）のない体験となる。

治療方針 危機的エピソードの克服を助ける。「再発の防止」が課題となる。

して現われる状態の激しさ，救急対応の必要性という観点で言えば，そのハイライトは，発病に伴う急性状態にあることは言うまでもない。

■全体の経過を見通す

　急性期全体を，急性状態だけでなく，段階的な過程と理解することで，看護者は目の前の患者に起きていることにやみくもに惑わされることがなくなるであろう。全体の経過を見通すことができるということは，見取り図を手にするようなものである。

　以下，各期の患者の状態像を描きながら，看護の臨床的視点でどのように理解できるかを述べる。

1] 発病前 (発病準備期)

■前ぶれ

　どんな病気にも，本人が知覚できるか否かにかかわらず，前ぶれがある。統合失調症も例外ではない。ほかの身体的な病気と違うのは，起こっていることを，本人が病気の前ぶれとして自覚することの困難性にある。

■知覚の過敏

　この時期を特徴づけるのは知覚の過敏である。それは迫害的な意味を帯びたものとして解釈される。とくに聴覚が過敏になる。かすかに聞こえる電車の走行音を迫りくる危険の警告と受け取ったり，風に揺れる木の葉のざわめきが自分を中傷する人々の声に聞こえたり，あるいは雨樋からポタポタ落ちる水の音に外敵の襲来を予感したりする。さらには，喫茶店での人の話し声やコーヒーカップが触れる音，店の外を通過する車の音などがすべて同じ音量で同時に一気に知覚されて，パニックに陥りそうになる。聴覚以外にも，いつもと同じカレーを食べても苦く感じられ，何か毒が混入されていると受け止めたり，あるいは他者が自分と距離を置くのは自分のからだから腐った臭いが出ているためであると思い込んだり，というような嗅覚の過敏とそれにもとづく被害的な解釈をするようになる。

　こういった状態が，いつもと違うと他者に認識されるのは，何らかのきっかけをとおしてである。たとえば，試験を前にしてアパートに閉じこもるようになったAさんについて，クラスメイトは「そういえば，だいぶ前からなんとなくよそよそしくなった」とか「話の途中で不必要に謝るのでおかしいと感じていた」とか言う。しかし，当のAさんの内部では病気の準備状態が進行していたのである。

　Aさんは，大学に入学してからできた友人とちょっとしたきっかけでうまくつきあえなくなったことを苦にしていた。自分の発した一言が原因であると感じ，そのことについて謝ろうと必死に機会をうかがっていた。謝る言葉を一言一言，文章にして紙に書き，毎日それをきちんと言えるように準備するという周到さだった。しかし，謝る機会を見つけられないまま，次第に友人たちの話し声が自分の悪口に聞こえたり，クラスメイトの目が自分を非難していると受け止めたりするようになっていった。また大学に通う電車の中でも，近くの声だけでなく遠くで話している人たちの声までも

が一気に聞こえてきて，頭の中が破裂しそうな状態に耐えていた。そこに試験が重なり，Ａさんはさまざまな声に悩まされ，勉強もままならなくなる。

■過緊張，身体的な不調

　謝りたいということと試験勉強をしなくてはという焦りが，Ａさんを過緊張状態に置き，Ａさんは次第に追いつめられていく。そして，何かが切迫しているような感覚（戦慄，トレマ★8）に襲われ，アパートの戸口や窓に目張りをして閉じこもることになった。

　その間，電車の中では心臓のドキドキがおさまらず，倒れそうになったり，講義を受けている最中，頭をあげられないほどの頭痛に耐えていたとＡさんは言っている。つまり，この時期には，さまざまな身体的不調も並行して起こっているのである。自傷行為や自殺企図が多いというのも，この苦しみを思えば理解できるであろう。

　まったく眠れなくなる日が2，3日続くと，こういった混乱はその人を一気に崩壊させ，発病という事態を迎えさせる。

2] 発病／急性状態

■世界の構成のされ方が逆転する

　急性期の最たる時期である発病時の特徴は，人間の存在様式が，通常の，あるいはこれまでの存在様式と逆転してしまうことにある。

　私たちが生活しているこの世界は，見て，聞いて，さわって，嗅いで，味わって，自分が感じたモノやコトの総体である。たとえば，木のテーブルにさわった時，木がどこで伐採されたものか，あるいはどこの誰が作ったものかはわからないが，ほっとする柔らかな感触を受ける。「安らぎ」とか「ぬくもり」とかいった木のテーブルに対する意味を人間の側がすでに付与しているからである。同時に，それは食事や談話時に使用されるモノとして自分の生活を構成している。つまり木のテーブルは自分の世界の一部であると認識される。そのテーブルの上にコスモスの花が飾られているとしよう。それを見た人が，「あ，コスモス！きれいね」と言う時，はじめてコスモスはその人の世界の一部を構成するモノになる。さっきまでコスモスは庭に咲いていて，切り取られてテーブルに飾られる以前は，その人の視野には入っていなかった。コスモスに気がつかなければ，そのコスモスは永遠にその人の世界の一部にはなり得ない。つまり，私たちは，私たち自身がモノやコトに意味を与えたり感じ取ったりする世界に生きている。言いかえれば，世界は人間の主体的な行為によって成立している。こういった世界の通常の構成のされ方が，統合失調症の急性状態においては逆転する。

★8　**トレマ**　こういった緊張状態や焦りを Conrad, K は発病準備状態として「トレマ期」と称し，「焦りのただ中にある状態」と述べている。☞ Conrad, K.（山口直彦，他訳）『分裂病のはじまり』（岩崎学術出版社，1994 年）

■保護室の使用と鎮静——からだが悲鳴をあげている

　筆者（岡田）が精神科病院に勤務したての頃，全身がボロボロの状態にもかかわらず，眼だけがギラギラとこちらを見据える状態の患者に遭遇することが多々あり，今でも強烈な印象が刻まれている。手足に引っかき傷や皮下出血痕が複数あり疲労困憊状態にあっても，痛さも何も感じないという極度の興奮状態をつづける患者を見てきた。生命維持になくてはならない「からだ」と「こころ」（思考，感情）のバランスが壊れているとしか思えない。身体的な不調は活動をセーブしてエネルギー消耗を抑えるのが生命体の自然（正常な状態）のはずであるが，患者の行動は真逆を行っているように思える。

　心的状態が絶対的に優位にはたらき，からだを牛耳って引きずり回している。それに対して，からだが悲鳴をあげても聞こえていないようである。そのような患者の精神世界はさまざまに説明されるが，実感的に「わかる」ことはむずかしい。いずれも比喩的な想像力によって「わかろうとする」しかない★9。

　この逆転は異常であり，すぐにでも修復しなければ危険な状態であることは明らかである。生命維持，すなわち休息・睡眠，栄養・水，清潔は最優先課題であるが，患者のセルフケア力はゼロに近く，それらを確保するのは困難である。ここではじめて，保護室の使用と，抗精神病薬による鎮静を要することになる。

　「自分1人で頑張らないで，お薬の力を借りてみてはどうですか？」看護師が何度も伝えてきた言葉である。

■絶対的な恐怖，超覚醒，超過敏

　主体的に構成しているはずの世界が突然崩壊し，自分ではない世界の側が優位になり，自分は意味を与えられる存在になってしまう。見知らぬ世界に支配されてしまうのである。自分の感情や考え，感覚などのすべてが，見知らぬ世界の側に読みとられ，生きるための主導権をも握られることになってしまう。自分の内面はすべて吸い取られて空っぽになり，そこへ見知らぬ世界のモノやコトやヒト，あるいは考えたこともない観念などが，勝手に侵入してくる。時間さえも，人間が生きてきたことを証明する過去から未来への流れとしての時間意識は崩壊する。つまり，過去もなければ未来もなくなる。あるのは「いま」という瞬間だけである。

　このような事態が起こった時の恐怖はいかばかりか。言葉では言い表わせない「絶対的な恐怖」である。見知らぬ世界から押しつけられる考えを必死でわかろうとして，意識は超覚醒状態におかれる。まったく見知らぬコトだけに，ちょっとした音や感覚を見のがしてはならず，自ずと超過敏状態になっていく。経験したことのない，脈絡のない事態を必死にコントロールしようと，もがけばもがくほど混乱を極めることになる。他の体験とは比較できない，言葉にできない恐怖は，心に深く刻印される。そ

★9　**わかろうとする**　「想像を絶する」とか「了解不能」とかいう事態が変わるわけではない。しかし，「わからない」ことは同じでも，「わかろうとしない」あるいは「わかるはずがない」という決めつけとは違う。何よりも，患者と向き合う姿勢が大きく異なるであろう。本書が提示する「精神構造モデル」（☞第4章）は，言うまでもなく，わかろうとする姿勢から生みだされた理論（わかり方）である。

れを元の自分の中に統合するのは困難である。

　人はあまりにも恐ろしい体験をすると，元の自分ではあり得なくなってしまう。したがって，発病して急性状態をくぐるということは，新たな自己の誕生，これまでとは違う自分を生きるのと同じである。

■治療・看護の第1目標——絶対的恐怖の軽減

　新しい自分を生きていくことに成功するか失敗するかは，この時期の体験をどのように意味づけていけるかにかかってくる。ここに急性期治療の重要性がある。

　絶対的恐怖を思い起こさせるような，あるいは患者の空っぽの内面に侵入的にはたらく事柄にふれるのは，非治療的なことである。第1目標は，患者の絶対的恐怖を軽減することである。表現することもできない，誰にも理解されない患者の孤独感を思いやり，そっと寄り添うケアが必要である。患者の状態を察知し，穏やかに見まもる態度が，治療者への警戒心を薄める。

　絶対的恐怖は，次第に幻覚や妄想，知覚変容という形で表出されていく。絶対的恐怖の状態では形を成していなかったものが，ある種の形を得ていくのである。そう考えれば，病の症状は，生物としての人間に備わっている自然治癒力の発現であると評価することも可能である。だとすれば，せっかく形を得た幻覚や妄想なのであるから，むしろ大切にしてあげるべきだということにもなる。看護に求められるのは，そのようなケア的な配慮である。

　異常性を問題視して根ほり葉ほり聞きだすようなかかわりは，元の恐怖へと立ち戻らせる結果を生むことになる。厳に慎むべきである。

■セルフケアレベルの低下

　身体的撹乱ももちろん生じてはいるが，上に述べたような状況に置かれたとき，患者には，それを自覚できる余地はもはや残されていない。睡眠と覚醒の感覚，痛みや寒暖の感覚，あるいは尿意など，人間が生きていく上で必要な感覚がはたらかなくなる。身体的な危険を知らせてくれる「警報システム」が作動しないのである。したがって，セルフケアレベルは全介助であることが多く，この時期の身体管理はとくに重要である。

■治療的接近の可能性

　状態の程度や進み方には，多少の緩急がある。このような状態に置かれた患者とコンタクトがとれる可能性があるのは，かすかな緩みが感知された時である。眠ることができるようになるにしたがって，からだが訴えていることが聞こえてきて，健康的なホメオスタシスにスイッチが切り替わる時，あるいは，自分の置かれている状況に患者自身がおぼろげながら気づいて，多少の困惑を示すような時が生じる。こうした，バリバリの急性状態とは異なる時に，治療的接近の可能性がある。

　困惑は，通常の世界と通じている道の前でたたずんでいる様子と考えられる。外部刺激に曝されず穏やかに保護された環境の中で，患者の内部では回復過程が進行しはじめているのである。看護師にできることは，そんな患者を肯定的に見まもり，タイミングをはかって，そっと手を差し伸べるようなかかわりである。

3] 臨界期

　急性状態から寛解期に至るまでの架け橋にあたる時期が臨界期である。これまでの恐怖感に塗り固められた心とからだが揺れはじめる時期である。こういった「揺れ」の表出として一連の臨界期症状をとらえることができる。中井は「「臨界期」の諸現象を全く経過せずして寛解期に至った場合を私は知らない」と述べている（『統合失調2』みすず書房, 2010年, p41）。

■心理的不安 ·

　確かなものではないが，患者は支配されていた世界から次第に主体性を取り戻しはじめる。見知らぬ世界から侵入されることが減り，空っぽだった自分の内面にわずかながら新しい自分の胎動が感知されてくる。自分が体験したことを第三者的に思い出すことができる。過去が回想され，それに伴って自分の内面を見つめてしまうと，まだ自己の世界が不確かなものであるだけに，強い心理的不安を伴う。自分が本当の自分ではないような感覚をも伴う。中井の言う「離人感」は，このような不確かな感覚を基盤としたものであると考えられる。

■抑うつ——自殺の危険 ·

　そういった不確かさが，急性状態という極度の緊張の後にもたらされる消耗感と結びついたとき，それは抑うつへとなだれ込んでいく。そこに，自殺の衝動が生まれる。実際にこの時期は，自殺の危険が高くなる。

■悪夢——恐ろしい直感 ·

　この時期，幻覚や妄想などは影をひそめる。このことに関連して中井の述べていることは興味深い。臨界期に近づくにつれて患者は夢の報告をするようになり，臨界期に入ると，それは悪夢や恐ろしい直観になるというのである。

■身体症状の出現 ·

　この時期のもっとも大きな特徴として，種々の身体症状の出現があげられる。これは，急性状態では作動しなくなっていた身体の危険を知らせてくれるシステムが再び動きはじめることによる。頭痛，便秘と下痢の交替，吐き気や嘔吐，発熱，円形脱毛などのさまざまな症状が出てくる。

　抗精神病薬の副作用も現われてくる。臨界期における向精神薬一般のはたらきは，臨界期の諸現象を生体が耐えられる限度にとどめ，臨界期の通過を容易にすることである。

　中井によれば，統合失調症の臨界期は，緊張型のように単純な構造をもち短期間に経過する場合と，妄想型のように複雑で長期にわたる経過をたどるもの，あるいは破瓜型のように一見孤立的な唐突に起こる現象の出没からなるものとにタイプ分けができる★10（次ページ）が，いずれにおいても，上述したような特徴的な表出を見ることができ，その時期を見定めることは可能である。しかしそれが可能なのは，患者と誠実にかかわり，注意深く観察し，患者の主観的情報も含めてありのままを記録し，それをもと

に適宜カンファレンスをもって臨床経過を確認するという，日頃の看護活動 ★11 があってこそ，ということも付け加えておかなければならない。

最近，医療経済的理由による入院期間の短縮の方針にも影響され，激しい急性状態の症状が消退すると比較的早期に退院を決定しているケースがあるが，少なくとも臨界期の通過を見届けることは必要であろう。先にも述べたように，この時期は心理的にも身体的にも非常に不安定な状態であり，手をかけた支持的ケアを必要とする。

4] 寛解期 前期

この時期から「急性状態を脱した」とみる。もっとも大変な時期を乗り越え，疲労感ないしは消耗感が心身全体をおおう時期である。高熱にうなされた後の消耗感や倦怠感を思えば理解できるであろう。

寛解期に入ったか否かは，にわかに判定しがたい場合が多い。寛解期に入ったからと安易に多床室に移したり，多人数が参加するリハビリテーション・プログラムに参加させたりすると，簡単に臨界期に戻してしまうことになる。寛解期に入ったと思われる時期から1週間くらいは，慎重に状態を確認しながら，環境を調整していく必要がある。

■ぼんやりとした感じ ・・

臨界期に出現していた身体症状や薬物の副作用は鎮静し，悪夢から開放され，新たな主体的な世界が輪郭をおびはじめる。自分であることの感覚が次第に確たるものになっていくにしたがい，心理的不安や抑うつも次第に軽減していく。そのためか，この時期に入ると外観はぼんやりとした感じにみえる。1つのことに集中して取り組むことができないため，人格水準の低下や感情鈍麻といった状態と見まちがえられることもある。睡眠時間も長くなり，日中もウトウトしていて，午睡が多くなる。

しかし，そういった状態は，保護的なクッションの中で，心身の揺れや消耗感を癒すことに貢献しているのである。この時期には対人関係を苦手とすることが多い。対

★10 「臨界期は，おそらく"統合失調症的擬ホメオスタシス"から"正常なホメオスタシス"への移行に際して，あたかも，"ポテンシャルの壁"のごとく行く手に立ちはだかっている。この壁が統合失調症治療の第一の関門であり，ここを越すことのむずかしさが統合失調症慢性化の最大原因の一つとなっているとおもわれる。破瓜型においては臨界期の諸現象がそもそも発動しにくいことが問題であり，妄想型においては臨界期を抜けきることの困難とそれにからむ再燃の契機のほとんど持続的な存在が問題である。前者に対しては臨界期の発動のために，後者に対しては再燃の防止のために，向精神薬のかけがえのない有効性があるのであろう。これに反して緊張型においては，急性期を向精神薬によって「屈服」の方向に動かせば，臨界期はほとんど全く自発的に発動し自然に経過する場合が少なくない。」（中井久夫：統合失調状態からの寛解過程，『統合失調症 2』p72-73，みすず書房，2010 年）

★11 　**日頃の看護活動（観察と記録）**　最近では，看護師が家族や患者本人からアナムネーゼ（病歴聴取）をとる医療機関が少なくなっている。既に作成されている医師の 1，2 号紙，あるいは社会福祉士が作成した事前情報をコピー・アンド・ペーストして，看護記録用紙の 1，2 号紙を作成している病院のほうが多いとも言われる。看護するために必要な情報を自ら収集しない（できない）のでは，精神科看護師の質が問われて当然であろう。かつては当たり前にできていたことである。現代の医療現場がかつての精神科看護の原風景に回帰することはないにしても，現状を追認するしかないという「同調圧力」に屈してはならない。看護の質が劣化したところに精神科医療の向上はあり得ないのであるから。

人関係には気をつかわなければならないし，煩わしいと感じるようである。言語活動も不活発である。

■患者固有のテンポ

　身体知覚も回復には向かうが，多少の歪みは残っている。そのため奇妙な化粧をしたり，衣服も前後逆に着る，あるいはトレーナーの片方しか袖を通していないといったことが見られたりする。このような奇妙さは，まだ十分ではない現実感覚を補完しようとしている（それが裏目に出てしまう）という説明が可能である。

　この時期は個々の患者に固有なテンポがあり，治療はそのテンポを見定めながら進めていく必要がある。リハビリテーション・プログラムや対人関係への勧誘で休息や睡眠を妨害してはいけないし，規則的な生活をめざすという理由で，患者のテンポを無視した無理な活動を促すのもよくない。

　発病時や臨界期に比べ，少し長い経過をたどる場合が多い。焦らせないよう，安定した態度で治療に臨む必要がある。

5］寛解期 後期

　寛解期後期は，その時期に入ってしばらく経過しないと明確には判定できないが，この時期は，新たな主体的な世界が現実味をおびて感知されるようになっている。言いかえれば，一個人として，主体的な世界を構成しつつある時期である。したがって，はっきりと現実にもどってきたという感じを受けとることができる。

　前期にあった消耗感やぼんやりとした感じはなくなる。

■時間感覚の回復

　中井の表現を借りれば「にわかに醒めた人」のような印象を与える。とくに，時間感覚の回復にそのあらわれを見ることができる。「あ，今はジャイアンツが首位に立っているんだ」といった言葉が聞かれることがある。また，自分のこれまでの生活を一連の時間の流れでとらえることができるようになる。

　言語活動は活発化し，外部の世界にある程度対応できる。

■生活支援的かかわり

　しかし，現実的になったということは，その分，元の現実にさらされることになってしまうため，再発の危険もある。

　危機的に作用してきたこれまでのエピソードに対応できるような強さを獲得していく必要がある。生活のひとこまひとこまについて，自分で対処できていくための生活支援的かかわりが重要である。

3 ▶ 病 歴——急性状態の患者背景

1] 初 発

　どの時点を発病の時期とするかはむずかしい問題である。パニックや興奮や攻撃行動など非常に激しい症状を呈したり，反対に閉じこもっていたりする場合でも，そこに至るまでには何らかのエピソードがあるのが一般的である。ただ，それが周囲に気づかれている場合もあれば，患者本人の内部で深く潜行しながら進行する場合もある。たとえ前者であっても，患者の行動にかなりの変化がおとずれないかぎり，「おかしい」と認識されることは少ない。ましてや小さな変化については，決定的な激しい症状にみまわれて受診に至り，医療者から変化についてのエピソードを尋ねられてはじめて，「そういえばこんなことがあった」と遡及的に思い起こされる程度であろう。後者については，青天の霹靂といった感じで突然に外部へと噴射されてくるため，周囲はただただ驚き，狼狽することになる。

　どちらにしろ，そういった状態が周囲の目にも明らかになるずっと以前から，患者の内部では何か異なる事態がひたひたと迫ってきていたとみるべきであろう。われわれが病院という場所で目撃する人々は，急性状態を迎える以前に，すでにこういった異なる世界に浸りはじめていたということを，まず理解しておこう。

2] 再 発

　初発の人々は，入院治療の結果，完全寛解して復帰していく場合もあるが，まだ一抹の不安を残しながら退院していく人が多い。その背景には，長期間の入院生活が「施設化」を招いて患者の生活能力を失わせてしまった過去に対する反省から，できるだけ早い時期に退院させようとする医療者側の考え方の転換がある。しかし，早期退院は，退院後のフォローが充実していることを前提にすすめられるべきである。

　われわれが出会う統合失調症の急性状態でもっとも多いケースは，再発によるものである。

　統合失調症に罹患した人々が生活体験を積む場としてデイケア施設が作られたが，残念なことに，すべての患者がデイケアに通所しているわけではない。デイケア自体も社会復帰への通過施設としての機能を十分に果たせず，そこを通過できずにとどまりつづけている人々も多い。

　退院後に続けられるべき治療的かかわりがないまま，地域生活のさまざまな出来事に対処しなくてはならない状態に置かれた結果，生活にひびが入りはじめて，結果的に再発するという人が多い。理由はさまざまであるが，服薬しなくなるケースが多く，それも再発を引き起こす要因にあげられる。

3] 劇症化

　3番目は劇症化である。これまで，統合失調症は完全寛解するケースはごくまれであり，大多数が慢性化する病気であるとされ，何らかの生活障害を抱えて暮らさなくてはならないと信じられてきた。生活障害という概念が認められたことによって，精神障害者を身体障害者と同じく「障害者」として認め，生活の保障をしていくべきであるということが，国の政策として打ち出された。そのことが生活苦を抱えた多くの精神障害者の救済につながったことは言うまでもない。しかし，治療などないに等しく収容されていただけの時代に長い入院生活を送った人たちのなかには，回復を妨げられただけでなく，生活能力を奪われたまま，やむなく地域生活へと戻っていった人も少なくない，ということを見落としてはならない。

　彼らは，慢性化した患者として周囲の理解も得られず，身が縮む思いで，1人ひっそりと暮らすことになる。ある人は時折聞こえてくる幻聴とたたかい，ある人は独語で対抗し，ある人は周囲との関係をまったく遮断して暮らしている。そんな彼らにも，生活上のさまざまな出来事が否応なくおそってくる。いつも買い物をするスーパーがつぶれて遠くまで買い出しに行かなくてはならなくなってしまった時，あるいは，精神障害者である自分のために身内の結婚話が壊れてしまったことを知った時，年老いた母親の介護をしなくてはならなくなった時など，これまでの対処方法では切り抜けることができず，立ち往生してしまう。そうした時に，なんとか保たれていた均衡が破れ，劇症化という事態が訪れ，急性状態が出現することになる。

4] 潜在患者

　4番目は，初発か再発かわからないままに入院してくる人々にみられる急性状態である。統合失調症は陽性症状や激しい症状を呈する形をとるとは限らない。とくに最近は，陰性症状のみのケースや寡症状型の統合失調症が多くなっている★12。そういう場合，患者の心の奥底に相当踏み込んでいかないと，内部でどんな考えや感情に支配されているのかがわからない。

　こういった型の統合失調症の人は，意外にも，内部の異なる世界を外部に表出しないで生活できていることがある。彼らは自身の内部世界に引きこもり，押し寄せる脅威の波とたたかい，一時の静けさに安堵したり，揺れ動く病気の緩急と同調したりしながら，人知れず暮らしている。また，明らかにそれを外部に表出していても，た

★12　幻覚や妄想などの陽性症状があまり見られないケースや，症状自体がゆるやかで表面にはあまり出ない寡症状型が多くなってきたのは，統合失調症の軽症化ということと関係していると考えられる。統合失調症は人間の精神のありようと社会の関数であり，軽症化も今日の社会の状況と関係していそうである。最近の傾向として，人は，アイデンティティとか主体性とかいうことへのこだわりを失いつつあるようであり，密度の濃い関係性が形成されにくくなっている。家族や社会集団のありようも変わって，社会生活においても対人関係の質が軽く薄くなってきた。そのような変化に伴って，関係の病である統合失調症の"あらわれ"も変わってきたものと考えられる。

とえば路上生活者だったりすると医療につながることもなく，事件を起こすとか，地域の人々からの苦情によって警察が動きでもしない限り，病気は顕在化しないのである。こういった人々が何らかの形で医療につながる時は，やはり外部への表出が激しいものになった場合であり，形としては発病に伴う急性状態とみなされる。しかし，上述したように，彼らはそれまでの間に発病していることが多いのであり，初発とは思えないケースがたくさん含まれている。

5] ぶり返し

統合失調症はその回復過程において，逆戻りの危機を常にはらんでいる。自然治癒力だけに頼っていては回復がむずかしく，人為的な治療ないしは援助が必要とされるゆえんである。病気の相（あらわれかた）や段階（経過，時期）の判断を誤ったり，治療や援助の方法を誤ったりすると，どんな病気でも回復が遅れるだけでなく逆戻りしてしまうことがある。ぶり返しである。

統合失調症の場合，寛解に至る前の関門にあたる臨界期が，乗り越えなければならないむずかしい時期であるので，看護としては，ぶり返しを起こさせないことを意識してケアにあたるべきである。

4 ▶ 臨界期のケアの重要性

急性状態に至る過程は，上に述べたように，考えられるだけで5通りある。なかにはもっとも激しい状態が過ぎ去った時点での入院もある。急性状態そのものは，適切な薬物療法によってかなり早くに消退していく場合もあれば，地域で医療に結びつかないまま鎮静と悪化を繰り返しているケースのように，自然治癒力によって，あるいは保護的な環境にまもられて，急性状態を脱しているかのようにみえる場合もある。

急性状態からの寛解過程をたどる患者の姿は，時々刻々と変化していく。たとえば，妄想に支配されて行動化している急性状態であれば，入院当初は一日の大半がそれに左右されているが，時間の経過とともに行動化することが少なくなるし，妄想自体の出現時間や頻度が減少していく。支離滅裂で疎通性の悪い状態も，時には，こちらの言うことを理解できていると考えられる場面がでてくる。まったく動けない昏迷状態も，時間とともに改善されていき，ティッシュに手を伸ばして流涎を自分で拭うことができるようになったりする。ばらばらな感じも，「ちょっとまとまってきた」と感じさせる場面に遭遇するようになるだろう。

しかし，そのような状態を「寛解した」と言うことはできないし，急性状態を脱したと判断することも適当でない。こういった状態は「今日は昨日よりはいい」と言えるだけであり，翌日にはまた悪くなるかもしれないという不安定さを抱えている。全体として回復へと向かっていても，振幅の小さな波をたえず繰り返しているのである。こうした時期について，中井は寛解過程における「臨界期」と命名し，そこに重要な意味を見いだしたのであった。

　中井はこの臨界期を，急性状態が寛解期に至るまでのいわば「揺れの時期」として
とらえている。風邪でいえば高熱が出ている状態が急性状態である。熱はピークを越
えた後，次第に下がってはいるが，夕方から夜にかけてはまた上がるという揺れが2，
3日続く。これが臨界期である。

　急性期看護とは，風邪でいえば，平熱にもどるまでの時期の対処になる。高熱を発
するのは，からだが風邪のウイルスと必死にたたかっている時期である。熱が下がっ
て，からだが楽になり「治った」と思う。からだが風邪とのたたかいに勝利したので
ある。しかし，そのためにエネルギーを使ったからだは，疲弊しきっている。元気が
回復して「すっかり治った」わけではないのである。当然のことながら，たたかって
いる最中と，たたかいの後で疲弊している時期とでは，ケアの仕方は異なってくる。

　もちろん，たたかい方は一様でなく，たたかい方のレベルもいろいろ違いがある。
しかし，基本的なとらえ方として重要なのは，「完全に勝利する」にはアフターケア
が必要だということである。気をゆるめれば，ぶり返すおそれがある。元が病弱なか
らだであれば，なおさらである。

　統合失調症急性期看護において臨界期のケアを重視するのは，患者が病気とのたた
かいにまだ勝利しきれておらず，疲弊していると考えられる時期だからである。看護
師は，せっかく回復に向かっている患者が，ここで力を使い果たしてしまわないよう
に注意深く保護し，支えつづける必要がある。

第 2 章

精神科救急あるいは外来受診患者の入院

　患者にとって医療者，なかでも精神科病棟の看護師は，もっとも身近に接する他者（人的環境）になる。精神疾患が人と人の間に生じる病であることを考えれば，その看護師の姿勢・態度が病状および回復過程に影響を与えることは，当然のこととして理解できるであろう。精神科病院という限局された生活空間の中で治療が行なわれる以上，濃密にかかわる看護師の果たす役割の重要性を，まずしっかりと認識する必要がある。看護は患者の生命を守り，安全と安心をもたらし，人権を尊重する。その基本の上に精神科看護師の専門的な実践がある。いや，「～の上に」ではなく「～を実現するために」と言うほうが正しいかもしれない。

　看護の実践は，患者理解を基盤にした相互作用である。統合失調症（とくに急性状態）の場合，相互作用の前提にあるべき患者理解がむずかしい（患者にしてみれば，看護師理解がむずかしいということでもあろう）。ゆえに，救命，安全・安心，人権尊重という，ふつうは患者の意思と齟齬をきたすことが少ない基本的看護でさえも，患者に受け入れられるケアとして実践するのはそう簡単なことではない。

　本章では，精神科の看護師が統合失調症患者と最初に接する救急場面（診察から入院に至るまで）を取り上げ，治療と看護の実際を述べる。救急場面を第1に取り上げる理由は，何よりも看護の基本姿勢が問われるとともに，統合失調症急性期看護のエッセンスが凝縮されていると考えるからである。

1 救急と入院 ── 患者の受け入れ

1] 搬送経路・病室の確保

　救急場面の対応は迅速かつ安全でなければならない。そのためには，救急受付から病棟までの搬送経路は最短であることが望ましい。精神科救急入院料病棟（スーパー

救急病棟）や，急性期治療病棟を設置している病院のなかには，救急入口が一般外来と区別され，診察後直ちに搬送できるように，病棟ないし保護室が扉を数枚隔てた先に隣接しているところもある。しかし，大方の精神科病院では一般外来を通って病棟まで搬送しなければならない。施設によっては経路が長く複雑な場合もある。いずれにせよ，搬送経路の確保が救急場面対応の出発点となる。

　救急場面に対する準備は日常勤務の延長線上にある。看護師は日頃から患者を搬送する際の動線を確認している。危険物（消火器等）や階段，エレベーターの位置，廊下の状態（歪みや濡れ），ワゴン・救急カートなど，病院内設備と物品の整理整頓をしておかなければならない。

　また，精神科救急医療システムにおける救急当番日であれば，保護室の確保はもちろんのこと，個室や周囲の入院患者の状態，力動的影響★1 を見極めながら最適な環境を用意しておく。

■外来に向かう看護師

　外来から急患を入院させるための連絡が入ると，ナースステーション全体に緊張が走る。看護師たちは，入院時のやりとりで患者を傷つけてしまわないよう，ふだん身につけているネームプレートやボールペン，腕時計等をテーブルに置くか，ポケットにしまい込んで，複数名で外来に向かう。外来に向かう際に，再度動線を確認する。

2] 診察室の構造——安全，安心の確保

　診察室の構造も重要である。患者のなかには，身に迫る恐怖や脅威に耐えかねて自傷・他害行為に及ぶような状況に追い込まれてしまう場合がある。診察室内の物品は危険物になり得るので，必要最小限に整理しておく。また，患者の衝動的な行動から医療者自身の身を守る構造が望ましい。病院によっては，診察室の入り口とは別に，反対側にも廊下を設けて，診察中の医師が退避できる経路を確保したり，診察室のテーブルをスライド式にして，咄嗟の出来事の際，テーブルを広げて侵入を防ぐ仕組みを施したりなどの工夫が見られる。

　看護師は常に，自ら退避できる経路を確保するために，診察室内での立ち位置を考えておかなければならない。患者—看護師双方の安全，安心の確保が肝要である。

3] 診察室で——治療の入り口

　診察室では医師が患者に病状や入院の必要性を説明している。看護師たちは診察室

★1 **力動的影響**　集団力学，グループダイナミックス（group dynamics）のこと。個人の思考や行動は，周囲の人や集団から影響を受け，また集団に対しても影響を与える。看護師は，入院患者の精神状態を考えて環境を整えるのはもちろんであるが，それを取り巻く他患者の精神状態や相性，行動などの影響，また，それらに及ぼす影響についても十分考慮しなければならない。たとえば，外部の刺激に過敏な入院患者Ａと他人に過干渉な患者Ｂを同室させることは，Ａの思考を混乱させたり，また混乱したＡをみてＢも落ち着かなくなるという具合に，相互関係に影響を及ぼしたり，さらには周囲の他患者にも影響を与える可能性がある。

前の廊下に待機し，医師と患者のやりとりに耳を澄ませる。医師がどのような説明をし，患者はどこまで納得しているのか，また，どのようなことにいちばん苦痛を感じているのかなど，後々必要となる患者との関係や，コミュニケーションを築くための手がかりを模索する。患者のプロフィールや状態像の観察など，看護はすでに始まっているのである。

　診察医と患者間で延々繰り返される押し問答。多くは「病気だ」「病気でない」に類するやり取りなのであるが，それを単なる“消耗戦”とみなして手っ取り早く切り上げようとするのは，大きな誤りである。早く薬物療法と行動制限（隔離，拘束）で収めることが専門的なスキルであるなどと思い違えてはならない。

　逆説的な言い方になるが，病者が病者のままで居ることが認められる空間がそこ（病院）にあるということが，患者が安心して治療を受けるための入り口なのである。そう考えることで，発病／急性状態を回復過程の第1段階においた意味も明確になるであろう。

■自発的入院を促す

　ここでの目標は，患者が治療を受け入れることである。それにはまず，治療者側のプランや都合に患者を流し込むのではなく，周りのすべてが信頼できず，恐怖心，猜疑心，警戒心，敵愾心に囚われている患者を思いやり，それらを徐々に緩め，安全感を芽生えさせる必要がある。そこで問われるのは徹頭徹尾“ケア”であると言うしかないが，その結果，患者の自発的入院が実現したなら，その意味はとても大きい[★2]。

　このように重要な治療の入口なのであるから，それはまた「十分な時間とマンパワーを要するプロセス」であると認める必要がある。それを軽視して，流れ作業に乗せるように患者を「効率的に」処遇するシステムは，配慮が欠けていると言わざるを得ない。治療環境と設備が整備された精神科救急入院料病棟（スーパー救急病棟）の現場といえども，考え方においては何ら変わることはないはずである。

4] 病棟に迎える

■病棟への誘導

　入院となった患者を病棟に誘導するまでを，事例紹介とともに述べる。

　患者は，幻覚、妄想を主とする統合失調症の方である。顔に電磁波をかけられると言い，サングラスをかけ，夏なのにニット帽をかぶっている。診察中，ちょっとした物音にも反応し，睨みつけるような表情となるため，診察室は緊張が高まっていた。

★2　**自発的入院の意味**　非自発的入院，あるいは治療に不信を抱いたまま入院した（させられた）のでは，“見せかけの回復”が起動しかねない。薬物による鎮静や行動制限を加えて，激しい急性症状が治まってからでなければ，あるいは薬物療法を適用しなければ回復過程は始まらないという考えは，治療する側の思い上がりかもしれない。行動制限や薬物療法は避けられないとしても，それらを受け入れて変化に身を任せるのは患者自身であり，回復過程をたどるのも患者自身である。患者は決して，回復過程を「たどらされる」のではない。睡眠，食事，排泄，水分補給，生活リズムなど生活の基盤となる基本的な欲求を取り戻し，“牛耳られていた”身体とその感覚を回復させ，自己コントロールを獲得し，人々との交流を取り戻していく。回復過程は，患者のイニシアティヴで開始されてはじめて治療効果が得られる。

　医師の説明がひと通り終わり，看護師が診察室に呼ばれる。まずはネゴシエーター（negotiator；患者との調整役）となる看護師（以下，リーダー）が，これから患者にとってもらう行動を，静かなトーンで端的に語りかける。その間，他の看護師（通常3，4名。病状に応じて増減あり）は診察室の隅で待機している。

　幻覚や迫害妄想があるようだというアセスメントは，瞬時に行なわれた。

　リーダーが先導し，患者，その2，3歩後方から他の看護師が付き添って病棟まで誘導する。誘導の際，あらかじめ確認しておいた危険物や，廊下・階段の形状を考慮し，看護師は，その場所が近づくとからだをそちらへ近づける。患者が衝動的な行動（飛び込み事故等）に出ても危険がないようにとの配慮である。光が差し込む窓や，人とすれ違う際は，自分のからだを患者との間に入れるようにして，防波堤の役割を担いながら誘導する。

　リーダーは，道順を説明するとともに，患者の電磁波に対する強い恐怖心を考慮して，適宜，「ここは病院で，危険な場所ではありません。あなたを守る場所なので安心してください」とのメッセージを送る。

■保護室の使用

　病棟到着後，保護室に入室してもらう際は，構造上，行動を制限されることになるが，物理的に安全な環境であり，医師と看護師など少数の者のみが訪室すること，静かで安心できる空間で休養することが，今のあなたには必要であることを，明瞭かつ丁寧に説明する。また，恐怖心が和らげば，いつでも一般病室に移ることができると，時間的な先の見通しを伝える。いずれも，人権を尊重する姿勢・態度に発する配慮である。「保護室」とは言っても「隔離室」であることに違いはなく，人権侵害の恐れがあることを忘れてはならない[3]。

　この事例では，サングラスと帽子は，患者自身にさわってもらい，危険ではないことを確認して，無理に取り外すことなくそのまま保護室内に入ってもらった[4]。

　看護師は，入院に対する受け入れ具合など，これまでの事態に対する患者の反応全般を見たうえで退出する。

◤2 患者へのアプローチ

1] 救急場面における精神科看護

　混乱と喧噪に満ちた状況下でも、精神科看護が達成すべき専門的役割がある。

　精神科に従事する看護師にとって，救急場面に立ち会う時に感じるある種の感情の

★3　治療を目的とするという理由だけで行動制限が行なわれてはならない。それが許されるのは，良心にもとづくとともに，法律にかなう場合だけである。看護師はその法的根拠を理解しておく必要がある（☞本章，3）。

★4　物品の持ち込みについては一律には決められない。施設によっても異なるが，患者理解（精神構造と保護膜）の視点（☞第4章，第5章）から考慮されるべきである。

動きは，何度経験しても慣れることはない。今まさに治療につながろうとしている患者の痛み，苦しみ，怯え，懊悩にのたうち回る姿を目にすれば，動揺しないほうがおかしい。ただ職務を遂行するために，無表情を装ってそれを隠しているだけなのである。患者の多くは交感神経優位の状態で，医療従事者にも攻撃的な視線と言葉を向けてくるのに対して，こちらも交感神経が刺激されるのが，どこかで，自身の感情と向き合い制御しながら，この感情は初めての経験なのか，同じような感情を思い出さないか？ と対話している。たいていは，「あっ，これって…」とすぐわかる（もちろん，ある程度のベテランの場合の話である）。かつて経験したことのある類似した場面や事例が具体的に思い出されたりもする。

　しかし，目の前で展開されている場面は，類似してはいても，同じものは1つとしてない。あくまでその患者特有の救急・急性状態なのであって，その意味で"1回性"という特徴をもつ。

　混乱した場面を早く収拾しようとして，上手な対応方法を追求するなどということは，このような場面では表面的なテーマに過ぎない（☞上述1-3）。重要なのは，急性状態の患者の奥底で動いているものである。それによって引き起こされている状態が「経過する」ことが「回復過程」の始まりにほかならないということを知るなら，メインテーマは「回復過程に向かうことを妨げない看護」でなければならない。そこでのかかわりは，倫理的態度，理論的な判断と看護技術（スキル）が一気に試される実践である。すなわち，高い専門性が凝縮された実践と言えるであろう。

2] 患者像の組み立て

　以下，前項で述べた救急場面に限らず，急遽外来受診された患者なども含め，はじめて出会う患者に臨むときに看護師として考えることをあげておく。いわゆる患者情報の収集とアセスメントは，その時に始まっているのである。

> ① 発症の状況因（直接的きっかけ）
> ② 関連する生活歴——発症の伏線（文脈）
> ③ 生活の破綻と発症に至った患者の精神内界（主観的理由）
> ④ 生活状況に関連する異常体験

　以上は，診察医に届く患者情報（事前の電話情報や紹介状など）をもとに考えることができる。実際，患者と家族に接する前に，限られた情報であっても，断片を寄せ集めて看護師は患者像を組み立てはじめる。看護師は患者像について一定の"当たり"をつけて来院を待つことになる。

　情報がない状態で患者を迎えることは少ないが，そんな場合でも，看護師は診察室の近くで（たいていは診察室のドアを隔てた隣室に3，4人が待機している），医師と患者や家族との間で話されていることに聞き耳を立てている。生活が立ちいかなくなった経緯や，入院を拒む理由について，話されないことはまずない。患者が雄弁に

話していること，話そうとしていること，話したくなさそうにしていることに注意して聞く。来院前に得た情報から構成された患者像と実際の患者と家族の言動から構成される像を比較して，ある部分では「やはりそうか」と納得し，別の部分では「え，どうして？」と意外性を確認しながら，情報を突き合わせる。

　生活者としての患者の全体像を構成するまでには，それ以降患者とかかわりをもつなかでも，何度も修正と補正が繰り返される。それがアセスメントであり，患者理解に近づく（アプローチ）ということである。

■家族から提供される情報

　幻覚・妄想状態や精神運動興奮状態で外来受診する患者には，多くの場合その傍らに家族がいる。患者像の組み立てには家族からの情報も重要な部分を占める。極度のストレス状態に置かれた患者を間近で観察し，ぎりぎりまで介護し続けていたのは，われわれ医療従事者ではない，家族なのである。病勢のプレッシャーをまともに受けながら，時には患者の攻撃的な言動に抗い，孤立無援のまま，消耗し精根尽きるまで向き合い続けた生活体験が，そこにはある（☞第3章，3 家族に対するケア）。

　家族から提供される情報は，発症のプロセスを生々しく伝えてくれる。ここから得られる情報は，患者とその家族の再統合を図っていく際に重要になってくる。

　家族から提供される患者情報は，入院当初には急性状態をめぐる現病歴の聴取が主になるが，双方の回復過程が進むにつれて，それ以外の成育歴や生活歴に関する情報がふえてくる。そして，成育歴と現病歴が網羅され，発病に至る過程が了解的につながってくると，そろそろ退院を考えるべき時期を迎えることになる★5。

3 行動制限に伴う法的根拠

1] 精神保健および精神障害者福祉に関する法律

　精神保健及び精神障害者福祉に関する法律第36条では，「精神科病院の管理者は，入院中の者につき，その医療又は保護に欠くことのできない限度において，その行動について必要な制限を行うことができる」としている。つまり，精神科病院には，入院中の患者に対する行動の制限が一定の条件のもとで許されている。そして，第37条で，「厚生労働大臣は，前条に定めるもののほか，精神科病院に入院中の者の処遇について必要な基準を定めることができる」と規定し，その基準が別に示されている。

　基準は，「基本理念」「通信・面会について」「患者の隔離について」「身体的拘束について」「任意入院者の開放処遇の制限について」からなる。これらの基準は法律と同様に遵守しなければならない強制力をもつ。いずれも，統合失調症急性期（とくに急性状態）の看護においては避けては通れない問題である。わきまえていなければならない基本的な事柄を確認しておこう。

★5　このように，患者と家族への理解の進展が，退院へと収斂していくのである。

　行動制限は，患者の自由（人権）を侵害する行為にほかならない。ゆえにその適用は「欠くことのできない限度」でなければならないのであり，ほんとうに「必要な制限」なのかどうか，慎重に検討されなければならない。

2] 隔　離（保護室使用）

　隔離とは，その患者を他の患者から遮断して1人だけの環境にとどめる行動制限を言う。患者本人の意思によって出ることができない部屋の中に1人だけで居てもらうことになる。基準（表2-1）には，制裁や懲罰あるいは見せしめのために行なってはならず，患者本人の医療または保護を図ることを目的とすること，要否の判断は医師によることが明記されている。対象となる患者の条件も細かく記載されている。これらを一言で要約するなら，隔離を行なうのは，それに替わる方法がないと判断された場合に限るということである。

　遵守事項は直接看護にかかわることである。表中の①は，要するに2人以上の入室を禁止するという意味であるが，目的から考えて当然であろう。入室開始日時と解除日時の診療録への記載，定期的な会話等による注意深い臨床的観察，衛生の確保，医師による毎日1回の診察は明記されているが，「解除」の判断についての記載はない。

　また，隔離を行なう場合には，その理由を患者にできる限り説明して行なうという努力規定になっているが，現在では実際上，都道府県の実施指導によって，書面による告知が当然の手順となっている。

3] 身体拘束

　身体拘束とは，衣類または綿入り帯等を使用して，一時的に当該患者の身体を拘束し，その運動を抑制する行動制限をいう。筆者らは，身体拘束を看護行為とは考えない。したがって，本書では「身体拘束」という行動制限時における看護師の対応一般を，看護としては取り上げない。

　身体拘束は患者の身体への直接的な抑制である。基準（表2-2）の基本的考え方でも，「身体的拘束は制限の程度が強く，二次的な身体的障害を生ぜしめる可能性」を認めている。しかし，他の方法がないために拘束するのであると述べ，次の項でも，患者の重大な身体損傷を防ぐことに重点を置くとしているのである。どっちにしても，二次的な身体的障害が生じる可能性の認識と，拘束を行なうことが，看護として両立するとは考えられない。看護としては，より「望ましい身体拘束」や，拘束の「技術にすぐれる」ということはあり得ないということである。看護は，患者への非侵襲性を本質とする。それとは真逆の方向を向いている身体拘束という事態に対して，看護師は，患者に「寄り添う」ことの矛盾に敏感でなければならない。

　拘束のない状態を保障するための看護が問われている。

表 2-1 ● 隔離（保護室使用）の基準[*]

[*]「精神保健及び精神障害者福祉に関する法律第三十七条第一項の規定に基づき厚生労働大臣が定める基準」より。文章および表記の一部に改変あり。以下，表 2-2，表 2-3，も同様）

1　基本的な考え方

① 　患者の隔離 (以下「隔離」) は，患者の症状からみて，本人または周囲の者に危険が及ぶ可能性が著しく高く，隔離以外の方法ではその危険を回避することが著しく困難であると判断される場合に，その危険を最小限に減らし，患者本人の医療または保護を図ることを目的として行なわれる。

② 　隔離は，当該患者の症状からみて，その医療または保護を図る上でやむを得ずなされるものであつて，制裁や懲罰あるいは見せしめのために行なわれるようなことは厳にあってはならない。

③ 　12 時間を超えない隔離については精神保健指定医の判断を要するものではないが，この場合にあってもその要否の判断は医師によって行なわれなければならない。

④ 　なお，本人の意思により閉鎖的環境の部屋に入室させることもあり得るが，この場合には隔離には当たらないものとする。この場合においては，本人の意思による入室である旨の書面を得なければならない。

2　対象となる患者

隔離の対象となる患者は，主として次のような場合に該当すると認められる患者であり，隔離以外によい代替方法がない場合において行なわれる。

① 　他の患者との人間関係を著しく損なうおそれがある等，その言動が患者の病状の経過や予後に著しく悪く影響する場合

② 　自殺企図または自傷行為が切迫している場合

③ 　他の患者に対する暴力行為や著しい迷惑行為，器物破損行為が認められ，他の方法ではこれを防ぎきれない場合

④ 　急性精神運動興奮等のため，不穏，多動，爆発性などが目立ち，一般の精神病室では医療または保護を図ることが著しく困難な場合

⑤ 　身体的合併症を有する患者について，検査および処置等のため，隔離が必要な場合

3　遵守事項

① 　隔離を行なつている閉鎖的環境の部屋に更に患者を入室させることはあつてはならない。また，既に患者が入室している部屋に隔離のため他の患者を入室させることはあつてはならない。（筆者註：「別の患者を同室させてはならない」ということ）

② 　隔離を行なうに当たつては，当該患者に対して隔離を行なう理由を知らせるよう努めるとともに，隔離を行なった旨およびその理由，ならびに隔離を開始した日時および解除した日時を診療録に記載する。

③ 　隔離を行なっている間においては，定期的な会話等による注意深い臨床的観察と適切な医療および保護が確保されなければならない。

④ 　隔離を行なっている間においては，洗面，入浴，掃除等，患者および部屋の衛生の確保に配慮する。

⑤ 　隔離が漫然と行なわれることがないように，医師は原則として少なくとも毎日 1 回診察を行なう。

表 2-2 ● 身体拘束の基準

1　基本的な考え方

①　身体的拘束は，制限の程度が強く，また，二次的な身体的障害を生ぜしめる可能性もあるため，代替方法が見いだされるまでの間のやむを得ない処置として行なわれる行動の制限であり，できる限り早期に他の方法に切り替えるよう努めなければならない。

②　身体的拘束は，当該患者の生命を保護することおよび重大な身体損傷を防ぐことに重点を置いた行動の制限であり，制裁や懲罰あるいは見せしめのために行なわれるようなことは厳にあってはならない。

③　身体的拘束を行なう場合は，身体的拘束を行なう目的のために特別に配慮して作られた衣類または綿入り帯等を使用し，手錠等の刑具類や他の目的に使用される紐，縄その他の物は使用してはならない。

2　対象となる患者

身体的拘束の対象となる患者は，主として次のような場合に該当すると認められる患者であり，身体的拘束以外によい代替方法がない場合において行なわれる。

①　自殺企図または自傷行為が著しく切迫している場合

②　多動または不穏が顕著である場合

③　①または②のほか，精神障害のために，そのまま放置すれば患者の生命にまで危険が及ぶおそれがある場合

3　遵守事項

①　身体的拘束に当たっては，当該患者に対して身体的拘束を行なう理由を知らせるよう努めるとともに，身体的拘束を行なつた旨およびその理由，ならびに身体的拘束を開始した日時および解除した日時を診療録に記載する。

②　身体的拘束を行なつている間においては，原則として常時の臨床的観察を行ない，適切な医療および保護を確保しなければならない。

4] 通信・面会の制限

表 2-3 の基準にもとづき，精神保健指定医の判断により，電話と面会の制限が許されている。しかし，

◆ 都道府県・地方法務局などの人権擁護に関する行政機関の職員
◆ 入院中の患者の代理人である弁護士
◆ 本人または家族等の依頼により本人の代理人になろうとする弁護士

との面会は制限できないことを理解しておく必要がある。看護師は，患者・家族等から申し出や相談があった場合，速やかに連絡・面会できるよう調整する。

電話については，病棟内に公衆電話が設置されてはいるものの，現在は多くの人が携帯電話やスマートフォンを所持している。メールや SNS の使用を希望する患者も

表 2-3 ● 通信・面会の制限に関する基準

---

1 基本的な考え方

① 精神科病院入院患者の院外にある者との通信および来院者との面会は，患者と家族，地域社会等との接触を保ち，医療上も重要な意義を有するとともに，患者の人権の観点からも重要な意義を有するものであり，原則として自由に行なわれることが必要である。

② 通信・面会は基本的に自由であることを，文書または口頭により，患者およびその家族等その他の関係者に伝えることが必要である。

③ 電話および面会に関しては患者の医療または保護に欠くことのできない限度での制限が行なわれる場合があるが，これは，病状の悪化を招き，あるいは治療効果を妨げる等，医療または保護の上で合理的な理由がある場合であつて，かつ，合理的な方法および範囲における制限に限られるものであり，個々の患者の医療または保護の上での必要性を慎重に判断して決定すべきものである。

2 信書に関する事項

① 患者の病状から判断して，家族等その他の関係者からの信書が患者の治療効果を妨げることが考えられる場合には，あらかじめ家族等その他の関係者と十分連絡を保って信書を差し控えさせ，あるいは主治医あてに発信させ，患者の病状をみて当該主治医から患者に連絡させる等の方法に努める。

② 刃物，薬物等の異物が同封されていると判断される受信信書について，患者によりこれを開封させ，異物を取り出した上，患者に当該受信信書を渡した場合においては，当該措置をとった旨を診療録に記載する。

3 電話に関する事項

① 制限を行なつた場合は，その理由を診療録に記載し，かつ，適切な時点において制限をした旨およびその理由を，患者およびその家族等その他の関係者に知らせる。

② 電話機は，患者が自由に利用できるような場所に設置される必要があり，閉鎖病棟内にも公衆電話等を設置する。また，都道府県精神保健福祉主管部局，地方法務局人権擁護主管部局等の電話番号を，見やすいところに掲げる等の措置を講ずる。

4 面会に関する事項

① 制限を行なつた場合は，その理由を診療録に記載し，かつ，適切な時点において制限をした旨およびその理由を，患者およびその家族等その他の関係者に知らせる。

② 入院後は患者の病状に応じできる限り早期に患者に面会の機会を与えるべきであり，入院直後一定期間一律に面会を禁止する措置はとらない。

③ 患者が立会いなく面会できるようにする。ただし，患者もしくは面会者の希望のある場合，または医療もしくは保護のため特に必要がある場合には，病院の職員が立ち会うことができる。

　いる。携帯電話やスマートフォンは，写真・動画撮影や録音の機能があるため，他の入院患者のプライバシー保護を理由に，所持と使用を制限していることが多いが，最近では，病棟により個室での所持を認めるところもある。医療機関の事情や，患者本人の回復具合，他患者の状況などにより対応は異なるものの，入院即所持不可といった一律の対応は避けたい。メールやSNSは，現代社会では，もはや欠かせないコミュ

ニケーションツールである。患者にとってもあたりまえの交流手段が妨げられることのないよう，柔軟な対応が求められる。

4 ▶ 薬物療法

統合失調症の「治療」は精神療法，薬物療法，社会療法（リハビリテーション）の3つに大別されるが，互いに補完しあって進むことが効果的な治療に不可欠である。

薬物療法は，1952 年の**クロルプロマジン**の登場に端を発し，1960 年代以降急速に世界に普及し，広く精神疾患に用いられるようになった。薬剤の開発はめざましいものがあり，今日の精神科臨床においてなくてはならない治療手段となっている。

どの時代においても，その薬理作用は時に劇的であり，時に不十分である。現在も難治例の存在など，治療上の限界は少なくない。クロルプロマジンや**ハロペリドール**は患者を物理的な鎖から解き放ったかもしれないが，「内なる鎖」と揶揄され「化学的拘束」という言葉まで生んでいる。

統合失調症発病の要因がドパミン代謝異常（仮説）のままでいくのであれば，薬は治療の中心を担いつづけるであろう。本稿では**向精神薬**[6]のなかの統合失調症治療薬である**抗精神病薬**を中心に，効用と限界，作用と副作用（有害作用）について最低限知っておくべき知識をまとめておく。

1] 急性期治療戦略の変遷

クロルプロマジンの登場以前には，滝に打たれたり冷水につけたりする灌水療法や，発熱療法，インスリンショック療法，持続睡眠療法，さらには大脳前頭葉切截術（ロボトミー）などの精神外科とよばれる治療法が行なわれていた。これらの多くは侵襲性が強く，患者に与える恐怖や苦痛に加え，倫理的な問題もあり，今日では電気けいれん療法（electroconvulsive therapy; ECT）をのぞいて行なわれていない。

1952 年，クロルプロマジンの独特の鎮静作用に着目したフランスの精神科医ドレーとドニケルが統合失調症に使用し，成功を収めた[7]。

その後 1958 年に，鎮静作用は弱いが抗幻覚・妄想作用に強いハロペリドールが開発された。現在は，向精神薬は脳科学的病態の少なくとも一部を修正する作用があると考えられている。作用機序については，精神医学の教科書にあたっていただきたい（たとえば『標準精神医学』第 5 版, 医学書院, p131-139）。

★6　**向精神薬**　中枢神経に作用して精神機能に変化を及ぼす薬物の総称。広義にはアルコールやタバコの嗜好品も含まれるが，治療に用いる薬物に限定すると概ね以下のように分類される。抗精神病薬／抗うつ薬／気分安定薬（抗躁薬）／精神刺激薬／抗不安薬／睡眠薬／抗てんかん薬／認知症治療薬／抗酒薬

★7　初期の統合失調症の薬物療法の主眼は鎮静であった。幻覚・妄想を発生させないということよりも，奇異な逸脱行動や不穏状態の鎮静を目的として使用されたのである。

2] 抗精神病薬の種類

抗精神病薬の基本的な薬理作用は脳内ドパミン経路における抗幻覚・妄想作用と鎮静作用である。表2-4 に，現在日本で使用可能な抗精神病薬を示す。

■フェノチアジン系

そもそも麻酔薬として用いられていたクロルプロマジン（商品名：コントミン）は，鎮静作用が強い。適度な抗幻覚・妄想作用と鎮静作用を併せもつ。主たる4経路の脳内ドパミン経路でのドパミン受容体遮断作用★8のほかに，抗コリン作用★9，抗ヒスタミン作用，抗ノルアドレナリン作用★10 も有する。

レボメプロマジン（商品名：レボトミン）は鎮静催眠作用が更に強い。

■ブチロフェノン系

ハロペリドール（商品名：セレネース）がこれに属する。フェノチアジン系と比べ抗幻覚・妄想作用が強力であるが，鎮静作用は弱く，**錐体外路症状**（extrapyramidal symptom；EPS）（☞57ページ）を生じやすい。強力なドパミン受容体遮断作用をもつ。

■ベンザミド系

スルピリド（商品名：ドグマチール）が属する。弱いドパミン受容体遮断作用をもつ特徴があり，抗幻覚・妄想作用があるが強力ではない。鎮静催眠作用も強くないので，活動性を保てる抗精神病薬という位置付けである。少量では抗うつ剤としても使える。

■非定型抗精神病薬

フェノチアジン系やブチロフェノン系はしばしば錐体外路症状を出現させるが，その発症が少ない物質を非定型抗精神病薬と呼ぶ。

作用機序の違いによって，**SDA（セロトニン・ドパミン拮抗薬），MARTA（多元受容体作用抗精神病薬），DSS（ドパミン・システム安定薬），SDAM（セロトニン・ドパミン・アクティビティ・モジュレーター）** などに分類される。

★8　**ドパミン受容体遮断作用**　脳内のドパミン経路には中脳辺縁系，黒質線条体系，中脳皮質系，漏斗下垂体系がある。中脳は古代的な脳であり，そこには生命維持に欠かせない神経系や，視覚や聴覚の中継所，衝動や欲動を調整する機能がある。中脳辺縁系への薬物によるアプローチは統合失調症の治療の主たるものである。同等に重要なのが中脳皮質系へのアプローチである。大脳辺縁は人類が進化すると同時に肥大化した脳である。脳幹から大脳辺縁へのドパミン伝達が遮断されると意欲や認知の低下，すなわち陰性症状を悪化させるのである。

★9　**抗コリン作用**　脳内の神経伝達物質であるアセチルコリンはドパミンと拮抗している。よって，ドパミン作用が低下している時にはアセチルコリンの作用が強まっている。アセチルコリンのはたらきを抑える作用を抗コリン作用と言い，この作用によってドパミンの作用を強めることができる。脳内のドパミンの作用を強めることでパーキソニズムにおける手足の震えなどの症状を改善することができる。

★10　**抗ヒスタミン作用と抗ノルアドレナリン作用**　ヒスタミンが中枢神経に存在するH1受容体に結合することで覚醒や興奮が保たれているため，これを遮断すると鎮静がもたらされる。これが抗ヒスタミン作用である。抗ノルアドレナリン作用（α1受容体遮断作用）は，体内に交感神経が作用するα1受容体があり，α1受容体が刺激されると血圧が上昇し，阻害すれば血圧が下がる。これも鎮静がもたらされる作用である。

表 2-4 ● 主な抗精神病薬

分　類		一　般　名	代表的商品名
定　型 （第 1 世代）	フェノチアジン系	クロルプロマジン	コントミン
		レボメプロマジン	レボトミン
	ブチロフェノン系	ハロペリドール	セレネース
		ブロムペリドール	インプロメン
	ベンザミド系	スルピリド	ドグマチール
非 定 型 （第 2 世代）	SDA （セロトニン・ドパミン拮抗薬）	リスペリドン	リスパダール
		ペロスピロン	ルーラン
		ブロナンセリン	ロナセン
		パリペリドン	インヴェガ ゼプリオン
		ルラシドン	ラツーダ
	MARTA （多元受容体作用抗精神病薬）	オランザピン	ジプレキサ
		クエチアピン	セロクエル
		クロザピン	クロザリル
		アセナピンマイレン	シクレスト
	DSS （ドパミン・システム安定薬）	アリピプラゾール	エビリファイ
	SDAM（セロトニン・ドパミン・ アクティビティ・モジュレーター）	ブレクスピプラゾール	レキサルティ

　「非定型」だけに，文献によって表現が異なることもあるので，詳しくは薬理学系の専門書籍で確認していただきたい（たとえば，長嶺敬彦著『抗精神病薬の「身体副作用」がわかる：The Third Disease』医学書院，p122）。

　共通する薬理的特性として，ドパミン受容体遮断作用に加えセロトニン受容体遮断作用★11（次ページ）を併せもつため，セロトニン・ドパミン拮抗薬（serotonin-dopamine antagonist；SDA）と呼ばれ，錐体外路症状の出現が少ないとされている非定型抗精神病薬の代表的なものとして，リスペリドン（商品名：リスパダール），ペロスピロン（商品名：ルーラン），ブロナンセリン（商品名：ロナセン），パリペリドン（商品名：イ

ンヴェガ，ゼプリオン），ルラシドン（商品名：ラツーダ）がある。

MARTAには，オランザピン（商品名：ジプレキサ），クエチアピン（商品名：セロクエル），クロザピン（商品名：クロザリル），アセナピンマレイン（商品名：シクレスト）がある。

近年，その処方の普及が国レベルで推進されているのがクロザピンである。錐体外路症状が少ないだけではなく，他の抗精神病薬に反応不良な症例にも有効であるが，その導入には課題が多い★12。

アリピプラゾールはドパミン・システム安定薬（dopamine system stabilizer；DSS）と呼ばれ，脳内でドパミンが大量に放出されているときには抑制的にはたらき，ドパミンが少量しか放出されていないときには刺激する方向で作用し，結果としてドパミン神経を安定化させる。ドパミンD_2受容体の部分作動薬でもあり，陰性症状の改善に期待できるが，過活動へ移行しやすいため処方量の調整が難しい側面もある。

3] アゴニストとアンタゴニスト

薬物は，ドパミン受容体の遮断の仕方によってもたらさられる生理的効果の違いによって，アゴニスト（agonist）とアンタゴニスト（antagonist）に分かれる。

アゴニストは作動薬という意味で，生理的（薬物ではないという意味）なドパミンが受容体に結合すると，その生理的効果を作動させる。つまり，生体の備えている機能を100％はたらかせる完全な刺激をもたらす。

アンタゴニストは拮抗薬という意味であり，統合失調症の場合，定型抗精神病薬が受容体に蓋をして完全な遮断（刺激0％）をもたらす。

部分アンタゴニストは受容体に作用して遮断を行なうが，部分的な刺激（1～100％未満）を伝える作動薬である。非定型抗精神病薬の一部にその特性をもつものがあり，その効果が期待されている。

ドパミンD_2受容体を例にすると，フルアゴニストがドパミン，アンタゴニストがハロペリドールなどの定型薬，部分アゴニストがアリピプラゾールである。近年，SDAM（serotonin-dopamine activity modulator）としてブレクスピプラゾール（商品名：

★11　**セロトニン受容体遮断作用**　セロトニンとドパミンが拮抗するシーソー関係を利用し，セロトニンを部分的に遮断することで黒質線条体系のドパミンをさほど遮断せず，抗精神病効果を示す。黒質線条体系は身体運動を調整する経路であるため錐体外路症状（パーキンソニズムなど）を生じさせない薬効となる。

★12　**クロザピン（商品名：クロザリル）**　1970年代に抗うつ病薬として開発され，同時に抗精神病薬作用も期待されていた。しかし当時，抗精神病薬の有害反応としてあたりまえのように生じていたEPS（錐体外路症状）が生じなかったので，抗精神病薬としての効果が疑問視されていた経緯がある。今なお治療抵抗性統合失調症に対して唯一治療効果の可能性が認められているとされている薬剤で，2009年に日本でも発売された。しかし，無顆粒球症という重大な有害反応を引き起こすことがあるため，定められた基準の講習を受けた医師，薬剤師のみが，厳密な血液検査をしながら使用することが原則とされている。そのため，いまだなお使用は限られたものとなっているが，2018年の診療報酬改定で，クロザピン投与を推進する改訂がされた。一薬品に対してこのような使用促進の方針が明記されることは異例なことであり，臨床で普及が期待される薬剤として位置付けられている。

レキサルティ）が新たな部分アンタゴニストとして登場した。

4｜定型と非定型の分類

抗精神病薬は，化学構造ではなく臨床特性から，定型薬と非定型薬に分類される。クロルプロマジン，ハロペリドールなど従来から使われてきた定型抗精神病薬は調整がむずかしく，最適な値を超えて必要以上に受容体をふさいでしまうため，錐体外路症状（EPS）が高い頻度で生じてきた。それに対して，非定型抗精神病薬はEPSを起こしにくい。「定型」というのは副作用の出現が必定であるという意味で「定型」であったのに対して，副作用がなくても抗精神病作用をもたらすという意味で「非定型」なのである。

5｜形　状

薬物の形状には，錠剤／カプセル／LAI（long-acting injection；持効性注射薬）／舌下錠／OD錠（orally disintegrating tablets；口腔内崩壊錠）／水溶液／貼付剤，がある。近年では舌下錠，貼付剤による投与方法の工夫がされているが，飲み心地や皮膚症状に課題があり，LAIほどの普及には至っていない。

LAIは，統合失調症の急性症状が落ち着いた後の安定状態を維持するために，その本領が発揮される。一度の筋肉注射で2～4週間効果が維持されるもので，定型薬が主流の頃は「デポ剤」とも呼ばれていた。毎日の服薬に困難を抱える患者や，アドヒアランスが十分に保てず，再発を繰り返している患者の治療に導入されることが多い。2000年以降は錐体外路症状が少ない非定型の持効性注射薬が開発された（リスペリドン，アリピプラゾール，パリペリドン）。LAIはクロザピンと同様に国が使用を推進しているが，1回の薬価が非常に高額なため，健康保険による普及が限定されたものになっている。

6｜抗精神病薬の副作用

副作用の発生頻度が抑えられた薬物がふえてきているが，当然のことながら薬の効果には個体差がある。以下の症状は処方内容変更の重要な情報となる。

■錐体外路症状 (EPS) ・・

アカシジア
　静座不能。じっと座っていることも立っていることもできず，焦燥感を伴う。
パーキンソン症候群
　筋強剛・無動・振戦などのパーキンソン病に似た症状を呈するもの。
ジストニア
　筋の不随意収縮によるもので，頸部痙性捻転，舌の突出，四肢体幹の捻転，眼球上転など，服薬数日以内に急激に出現するもの。これらには抗コリン薬などの抗パーキンソン病薬が有効である。

遅発性ジスキネジア

　抗精神病薬の長期服用者に出現する。口周辺や顔面頸部を中心とする不随意運動であり，舌を突出させたり口をもぐもぐ動かしたりする。時には四肢や体幹にまで舞踏病様運動がみられることもある。

■悪性症候群

　頻度は低いが，もっとも重篤な副作用であり，生命にかかわる。強い筋強剛，発熱，意識障害，発汗や頻脈などの自律神経症状などが急激に出現する。診断上重要な検査所見は白血球増加とCK増加である。発症したら速やかに抗精神病薬を中止し，十分な補液を行なって脱水を回避するとともに全身状態を管理する。末梢性筋弛緩薬（ダントロレン）やドパミン作動薬などを使用して治療する。

■肥満，糖尿病，脂質異常症

　抗精神病薬の種類によって異なるが，頻度は高いほうである。QOLに大きく影響する疾患・症状であり，特に精神疾患をもつ人はそのコントロールが困難になることが多いので，適切な対応とその人の精神症状を加味した生活上の工夫が必要となる。

■その他

　多飲（水中毒），抗コリン作用と便秘，性機能障害，心電図異常，致死性不整脈，突然死，誤嚥性肺炎，窒息など。

7] 服薬ケア

■事前のデータチェック

　ケアは注意深い観察から始まる。対象が精神疾患であるがゆえに精神症状の観察が中心になるのだが，病気の症状と薬の効果を見極めることが極めて重要になってくる。したがって，精神症状に目を向ける以前に，検査データのチェックが不可欠である。そもそも精神を患う人たちは，数々の身体疾患のチェックを受けて「異常なし」とされ，最終的に精神科にたどり着くことが多いのである。その順序性からいくと，いま一度身体状態のチェック（フィジカルアセスメント）を行なった上で，副作用を含めた精神症状の観察に向かうのが望ましい姿勢である。ここで言う検査データとは血液，尿，心電図，脳波，CTやMRIなどの画像を指すが，血液と心電図からだけでも多くのことがわかるので，最低限押さえておきたいところである。

■観察のポイント

　フィジカルアセスメントの基本手順を軸に考える。患者の心身への侵襲を少なくすることを考慮する。

問 診

　患者の訴えを聞きく。視診と同時に行なわれる。

視 診

　患者の全体を観察し，身体の機能の異常の有無をみる。患者の表情や行動を過鎮静・過活動，錐体外路症状も含めてみていく。

　　ここからは，さらに丁寧で慎重なアプローチが必要となる。精神構造（☞第 4 章）
のアセスメントをふまえて，侵襲の少ない方法を選択する。

　触　診

　　患者に触れて皮膚の状態や痛みの部分を把握する。

　打　診

　　患者の身体の表面を叩いた振動から，ガスが溜まっていないかなど，腹部の状態
を把握する。

　聴　診

　　聴診器を使って呼吸音や心音，血管音，腸音などに異常がないかを確認する。

8] コンプライアンス，アドヒアランス，飲み心地

　　コンプライアンスは処方された薬をきちんと飲むこと，換言すると医師の指示を尊
守することである。その程度によって高い，低いと表現される。

　　アドヒアランスは薬物療法に患者が能動的に参加することを意味する。病気から生
じる症状に対して薬が自身のからだにどう作用するかを含めて理解し，自らの意思で
服薬することである。服薬の指示に従うにしても，治療者側とのコミュニケーション
を交わすなかで了解して従うというニュアンスのものである。

　　統合失調症においても急性期を乗り越え維持期になれば，主体的に薬を選択し症状
をコントロールするというスキルを身につけてもらうかかわりが重要となる。そのプ
ロセスの伴走は看護の重要な役割となる。

　　飲み心地は，道具としてのクスリの使い心地とも言えるだろう。道具は使いやすい
に越したことはない。その道具は不要となる時まで長い付き合いとなる。今日ではそ
の選択肢は増えつづけており，多種多様な薬剤の知識は，ケアを提供する者としても
必須となってきている。個々の患者に合った知識の提供方法を工夫し，道具の使い方
やメンテナンスのよき相談相手となることが求められる。

9] スイッチング

　　副作用も「やむをえないこと」として，定型抗精神病薬によって治療を受けて
きた患者は，その強力な作用によって非定型抗精神病薬に移行（スイッチング；
switching）できない場合がある。これは生物学的な側面からすると長期にわたる定
型薬によるドパミン受容体の変容のためもあるが，患者の変化に対する看護者の戸惑
いということも要因にあげられる。アリピプラゾールが登場した時は，一部では「処
方したい医者」「患者が元気になりすぎて困る看護師」の構図ができたほどである。

　　今日では処方はシンプルに，単剤がよいとされているが，まだ多剤併用の処方がさ
れ，高い CP 値 ★13（次ページ） の処方が続いている現状もある。とくに高齢の長期療養を
余儀なくされている患者は，副作用が遷延化，慢性化することが多い。そうなると生
活習慣病，転倒転落による骨折，誤嚥性肺炎，突然死のリスクは高まり，看護がより

むずかしいものとなる。

　臨床実践家としての看護師は，治療とともに患者が歩んだ歴史的側面の理解が必要であり，それらの知識を前世代から引き継ぐこともおろそかにはできない。その上で，変化し続ける新しい知識，理論に遅れをとらぬよう，研鑽に努めなければならない。

★13　**CP（クロルプロマジン換算）値**　抗精神病薬の用量を表現するのに，クロルプロマジンの量に換算して表現する方法。抗精神病薬の至適用量は CP 換算でおよそ 400 〜 600 ｍｇ である。現在どれくらいの抗精神病薬が用いられているかの目安となる。薬剤を抗精神病薬間で変更する際や，離脱症状に注意して減量する際の減量幅の目安となる。薬剤の様々な作用特徴や代謝経路，個人の体質による代謝のされ方は全く同じではないので，あくまで目安である。

第3章 統合失調症急性期看護の基本
精神科看護の専門的常識

1 望ましい入院

1] 救急対応

統合失調症の患者に，どのように接したらいいのか，出会うたびに考えさせられる問いである。付き合い方のハウツーを知りたいのではない。言語と非言語（ノンバーバル），発語と沈黙によるコミュニケーション総体に及ぶ問いと言えばいいのであろうか。ここで，ただ患者さんの傍らに居る「シュビング的接近」[★1]を思う読者もいるであろう。

精神科外来の敷居をまたぐ患者は，不安，恐怖，猜疑心，絶望，疲労を一緒に持ち込む。本人は「来たくて来たわけじゃない，家族が言うから嫌々来たんだ」と思っている。その本人を連れてようやくここにたどり着いた家族は，「何とかしてほしい」と藁にもすがる気持ちで患者の傍に座っている。精神科の救急に対応する外来の様子は，患者も家族も初めて見る光景である。患者は診察室内の様子やせわしなく動いている看護師の姿を後追いする。

★1 **シュビング的接近** シュヴィング（Gertrud Schwing）はスイスの看護師，『精神病者の魂への道』(小川信男，船渡川佐知子訳，みすず書房，1966年)の著者として知られる。外界との関係を完全に遮断し毛布にくるまっている患者の傍に毎日30分じっと居続けることによって，患者との関係がひらかれていく過程を記録に残した。その実践を想起させるために，意図的にはたらきかけるのでない，ただ傍らに居る侵襲性の少ない安心・安全なかかわり方を「シュビング的接近」と呼ぶ。中井久夫は「ことばの代わりに生命体同士の交感」と表現している（『中井久夫集4：統合失調症の陥穽』p196）。

■どうなさいましたか？

診察室では精神科医が椅子に腰かけて待っている。そこへ看護師が案内して，医師と90度の角度で対面する椅子に患者を座らせ，家族は患者の後ろにある椅子に座ってもらう。

「今日はどうなさいましたか？」と受診の理由やいきさつを漠然と尋ねるところから面接は始まる。既にある程度こちらが事情を承知していたとしても，最初の面接（出会いの場面）ではこのように切り出され，患者さんの陳述を静かに待つ。

急遽，外来受診に駆けつける患者と家族の様子は，職場の同僚や兄弟・親戚にとり囲まれて騒々しく外来を訪れるケースに比べると比較的落ち着いていることが多い。患者を診察室に押し込む，あるいは皆が一団となってなだれ込んでくる場合もある。いずれにしろ，患者にとって，精神科病院の敷居をまたぐのは，一大決心を要することなのである。しかし，またいだ時点で，往々にして，患者たちは覚悟を決め，腹を据えている節がある。感情が高ぶり興奮して落ち着かないのは，患者よりも引率してくれた知人，友人，家族のほうである場合が多い。

■尊厳の擁護

警察官に抑制されて連れてこられることもある。患者が身動きできないように拘束されて連れてこられた時，医療従事者がまず行なうことは，患者を不必要な拘束や抑制から解き放つことである。「すみません。ここは病院ですから患者さんから腰縄や手錠の類を外してください」「患者さんが苦しがっていますので，囲みをゆるめてくれませんか」というような言葉をかける。そして，「診察中は私たちがあずかりますから，皆さんは待合室でお待ちください」と言って，患者と家族だけを診察室に案内する。それ以外の人は，善意の方々であったとしても，診察室には入れず待合室で待機してもらう。

患者の命と尊厳をまもるのが病院であり，主人公である患者はあくまで擁護されなければならない。看護師は，この原則を体現する者として，手順や手続きを踏んでいくことが肝要である。それは，納得づくの入院へと導く道ともなる。

2] 柔らかな入院誘導

医師の星野 弘は次のように述べている。

…まず，入院の説得にはいくらでも時間をかける心づもりが重要だろう。半日かける気持ちでいればずいぶんと余裕がもてる。そのための時間を作っておくことが肝心である。説得とは「医師を信用してもらう行為」であるはずで，「患者に病気を認めさせる行為」であってはならないだろう。押し問答になってはすべてがぶち壊しになるからである。患者に潜在する苦悩・苦痛，疲労，気分の窮屈感や不眠などを話題にすることが合意を得る突破口になることが少なくない。身体診察には穏やかな鎮静作用がある。説得に病識の欠如は障害にならないと言って良いと思う。入院を条件に取引はしない。彼らは医師を信用すれ

ば実に潔く入院する。長時間かかるだろうと思われそうだが，実際は 1 ～ 3 時間で済む場合が多い。入院の合意が得られれば服薬の合意も容易である。

（『新編 分裂病を耕す』p5）

　看護師としてもうなずけることばかりである。患者は既に（あるいは受診の途中から）覚悟が決まっていて，入院を受け入れることが「何かに屈した」のではなく，「自らがその道を選択した」との気持ちを固めているように見える。潔く入院する患者の周りには，憎んだり恨んだりする対象はいないはずである。これが"望ましい入院"のかたちである。患者の自尊感情を重視した尊厳と人権をまもる処遇をおいて，治療も看護もあり得ないのである。

　入院を受け入れた 30 代の患者が病棟への案内に応じて立ち上ろうとした時，若い女性看護師の誰かがぽつりと「○○さん，カッコいいよ」と声をかけたのを思い出す。自分の意思で入院を受け入れた患者への応援であり，そこには敬意が表われていたように思う。

■心に届くコミュニケーション

　星野 弘が言うように，入院の「説得に病識の欠如は障害にならない」（同上）。いくら時間を投じてでも理解してもらおうとする誠実な態度と，理解してもらえるはずだという相手への信頼が感じられるか否かは，病識の問題ではないということである。それとは別次元の，より深い人格的なレベルで，心に届くコミュニケーションが行なわれていることを知らなければならない。

2　治療的接近の原則

　中井久夫は，1982 年に，急性状態にある統合失調症患者に接近するための原則的な態度について論じている[2]。既に自身の代表的な著作が発表されてからのことで，それらの中でも随所で触れていることを改めてまとめたものである。そこで中井は，統合失調症の人と「有害でない接触」を行なうための「専門的常識」という言葉を使って 23 項目を取り上げて論じているが，その中には精神科看護としても当然ふまえるべき"常識"が散りばめられている。今もって古びることはなく，深く共感を覚える。以下は，それにもとづく記述である（いちいちことわらないが，カギ括弧の多くは中井が使用している言葉の引用である）。

1] 自然治癒力——回復過程の原動力

■自然治癒への方向性

　統合失調症にも「自らの精神衛生をよい方向にもってゆこうとする傾向」があり，

★2　「統合失調症に対する治療的接近の予備原則」；『統合失調症 1』（みすず書房，2010 年）に収載。

この「自然回復力を妨げないように注意を払うだけでもかなりのことができる」。「理解しがたい患者の言動も，自然治癒への方向性がないか」考えてみる必要がある。「薬物も自然回復力の発現とその意識化を援ける方向において使われる」ことが望ましい。患者自らが回復する力を備えていると認めることは「患者の悲観論を抑え，患者のパーソナル・イニシアティヴを強化する力をもつ」。

　急性状態の患者も，疲労困憊し生理的に悪化した全身状態が回復するにつれて，回復過程が徐々に始動していくことは，精神科看護の臨床経験が教えるところでもある。この回復過程を邪魔しないことが，第一に重要なことである。

■一時性の強調

　初めて統合失調症の急性状態を経験する患者は，恐ろしい世界から責め立てられるようなおぞましい体験の中に放り込まれてしまう。先がまったく見えない恐怖体験はいかばかりであろう。そんな患者に対して，看護師は，この苦しさは「永久に続くこと」ではなく「一時的なことである」と伝え続ける。

　あくまで一時的であって，いつまでも続くわけではないことを「口が酸っぱくなるほど，折に触れて」言い続けるのである。そうして実際，しばらくして治まっていった時，患者は「看護師の言うとおりだった」と思ってくれるであろう。この経験は，その後の患者─看護師関係においても貴重な意味をもつ。絶望の淵にある患者にとって，こんな状態はいつまでも続くものではない，必ず終わりが来るという言葉は，心強い激励となる。このことも，自然治癒の方向を見すえたケアにほかならない。

2] 兆候優位の病理に対して

　兆候優位とは，かすかな兆候や予感であっても，「もっとも確実な現実のように恐怖し，それですっかり頭が一杯になる」状態のことである。その結果，不確かな将来のことを「現在のことであるかのように感じ苦しむ」ことになる。「眼前のものを無視しながら時間的空間的に遠いものを重大視し脅威を感じ，信頼できそうにないものを信じつつ，信頼してよさそうなものを疑う」という「一種の逆転現象」が生じる，とも説明されている。

　このように予期不安が拡大・拡散していく状態にある患者を，論理的な説明で理解，納得させることはむずかしい。しかし，本人にとって深刻なことであっても，前後の状況を詳しくたどってみると，意外にも些細なことが引き金になったりしている。刺激となった出来事や現象の認知を正確なものに修正することで，不安のレベルを低下させることができる。

3] 安心第一

■カタツムリのたとえ

　…一般に患者は「強引さ」と「不意打ち」を嫌う。「指導」という意識をもってするアプローチはまず実らない。ましてや，治療者の威信をかけて「治そう」

と力ずくでかかると治るものも治らない。むしろ「治す」などという意識は傲慢であるとして捨ててかかり，自然治癒力を信頼した方がよいくらいである。
　…われわれは，閉じこもっているカタツムリの貝殻の入口から棒を突っ込むのはただ破壊的だということを知っている。何に安心するのかはわからないが，安全だと思うと，カタツムリはそろそろと頭を出しツノを出す。

（『統合失調症 1』，p17）

　筆者（岡田）は，統合失調症の患者との距離の取り方をわかってほしいとき，このカタツムリのたとえをよく使わせてもらう。近づくことは，安心を脅かすことにもなるのである。中井は「患者の後ろを一歩おくれてついてゆくのがよい」と言っている。この表現から，患者が脅かされることのない距離感を感じとっていただきたい。
　看護師が先頭に立って行き先を指し示し，時に腕を強引に引っ張るなどということをしてはいけない。

4] 患者との会話における心得

■波長を合わせる

　カタツムリのたとえと同様の趣旨で，「波長を合わせた会話」を心がける。患者に振り回されないため，また患者を振り回さないための心得でもある。
　このことは，患者とは"付かず離れずのちょうどいい距離"を推奨する精神科看護の常識とされるが，中井は，その意味を「患者の最も感情のこもったほんもの的なチャンネルに断然合わせつづける」治療的接近として，より深く明確に意味づけている。具体的には次のような指示となる。

　…声は患者よりやや低めに，やや深く（音域を広く）する。決して患者より大きな声をださない。これは重要なことを語る時も同じである（ただし緊急介入に際してきっぱりと語るときは例外である）。
　…もし患者の話し方（語り）のチャンネルが二つ以上あれば，より深みのある声，より一貫性のある声，そしてより自らの感情を語り，論弁性のより少ない方のチャンネルに合わせるのがよい。（同，p179-180）

■婉曲話法

　患者に対しては，断言する言い方は避ける。医師や看護師として多少格好がつかなくても，断定口調ではなく「控えめな」語り方をするのがよい。具体的には，「ひょっとすると」「かもしれない」「としても不思議はない」などの婉曲話法が用いられることが多くなるであろう。これを中井は「そのものずばりの物言い」とは違う，"間接的アプローチ"と称している。

　…患者との対話法の一つのコツは押し問答にならぬよう，ならぬようにもって

ゆくことである。もし押し問答になったら「うーん」と頭を抱えて考え込むほうが，チャンネルを切り替えて「管理者・決定者としての医者」になるよりもずっとよい。しかし，同時に「私は匙を投げていないし，そうそう簡単に匙を投げない。あなたを診察しているのは，匙を投げていないからだ」ということが，常に態度で，そして問われれば言葉で告げられていなければならない。

（同，p181）

　これを読めば，間接的アプローチもその場しのぎのハウツーではなく，患者―治療者関係に対する理解と基本姿勢にもとづく接近法であることがわかる。

5］理解しようとする態度──ふつうの言葉でわかり合う

　中井は，患者が苦しんでいる体験については，精神病理学の専門用語ではなく，ふつうの言葉で患者とキャッチボールしながら，その表現法を「開発する」ことをすすめている。日常語を用いた感覚表現に患者の同意が得られれば，その感覚が共有された，すなわち理解されたというところに落ち着く。

　患者は自分自身の固有の体験をどのように表現すれば伝わるか，理解されるかと考えをめぐらせても，適切な言葉はなかなか出てこない。そこで看護師のほうから「それって，○○○ということですか？」と，いくつか表現の例を提案してみる。「いや，そうじゃなくって…」と，患者は微妙なニュアンスに思いを致し，自身の体験とすり合わせる。その時は「それそれ！」と通じたはずのことも，次の日には「ちょっと違うんだよね…」ということにもなる。「むずかしいねぇ」「うーん」というやり取りが繰り返される。

　しかし，そのようにして形成される関係性こそが大切なのである。時間をかけても何とか理解しようとする看護師の態度に接して，患者は，看護師を頼れる存在として認めることになる。

6］異常体験に対する関心

■異常体験を聞きだそうとしてはならない

　統合失調症の患者が自分の異常体験を話してくれたことを，看護師はあたかも「大事な秘密を打ち明けられた」ように思い，その対象に「自分が選ばれた」と，束の間の喜びに浸ることがある。「あなただから話すけど…」という枕言葉が使われるので，知っているのは自分1人かと思いきや，ナースステーションの誰もが知っていてがっかりする──精神科看護師であれば，そんな初心者体験に思い当たる節があるのではないだろうか。

　それらのほとんどは看護師が乗せられただけで，罪のない話で済むが，もしこれが，看護師の側から急性状態を脱していない患者に接近して情報収集にあたったということなら，話は別である。看護の基本姿勢に関わるので，事は重大である。

　患者の異常体験に特別な関心を寄せ，根掘り葉掘り聞きだそうとするのはよろしく

ない。興味本位なアプローチは，患者を暴くことになり，患者の病状を不安定にするからである★3。

　発病前後の異常体験は心的外傷となって残っている。今も症状をコントロールできずに苦しんでいる患者に，安心を脅かすようなかかわりは厳に慎むべきである。

　精神科看護が果たすべき役割は，異常体験を"聞きだす"ところにあるのではなく，陳述された異常体験を"吸い上げる"ように聞いてあげるところにある。経験を積むと，そこにこそ精神科看護ならではの醍醐味を感じるようになる。その際の受容的な聞き方を専門的なスキルとして学ぶべきである。

　以上をわきまえた上で，中井が次のように述べていることを付け加えておく。

　　…発病時のこと，発病直前のことは，寛解時に問うべきではない。これは心的
　　外傷となって，十数年，いや数十年もほとんど皮一枚に存すると仮定した方が
　　よい。
　　…しかし，患者のほうが発病当時のことを話しはじめたら，これは受けて聞く
　　べきで，特に急性期（本書で言う「急性状態」にあたる＝筆者註＝）終了直後におい
　　ては，患者が話すこと自体に自己治療的意味があるようである。（同，p183-184）

■秘密を知る魅力にとらわれてはならない ・・・・・・・・・・・・・・・・・・・・・・・・・・・

　筆者（岡田）は，精神科に従事したての頃，患者が苦しんでいる病的体験がどのようなものか知りたくて，本人の口からもっと言葉を引きだしたいという衝動に駆られることがあった。同僚や医師も知らない，患者さんと私しか知らない"秘密"の魅力にとらわれていたと言ってもいいであろう。それは患者さんの懐に飛び込まなければ得られない情報であり，貴重だと考えていた。しかしそれは，大きな誤りであった。

　「共通の秘密をもつこと」が患者の苦痛や苦悩の緩和につながるとは限らない。情報収集は，患者にとって秘密が暴かれることでもある。その刺激が患者を脅かし，救われない患者は，より窮地に追い込まれ，新たな苦痛が生じることにもなる。

■異常体験を患者と語ることのむずかしさ ・・・・・・・・・・・・・・・・・・・・・・・・・・・

　中井は，異常体験を「患者と語ることのむずかしさ」について次のように述べている。

　　…患者の"異常体験"について患者と語ることは難しい。有益かどうかも一般
　　にはいえない。患者の妄想的な言語を使って対話することは，大体が表面的に
　　手をつないで，深淵の上の氷の上を滑ってゆくようなものだ。患者はこの行為
　　によって理解されたとは思わないようである。（同，p187）

★3　それに対して，異常体験の語りを看護師に「振る舞ってくれる」患者もいる。そうした「慣れた」患者の場合は，聴衆（看護師）の関心をひく操作的な意図のもとに，異常体験も「つくられた話題」となっているので，本人を脅かすことはない。

　患者が直面している異常体験は，そもそも適切かつ正確に表現できる言葉が用意されていない。その「えも言われぬ」異常な心理的現実を言葉で表現するよう促すことは，困難を強い，それに伴う苦痛を与えることにもなる。言葉にしたとしても，恐らく，その後で「本当は違う」という思いがわいてくる。すると今度はそのことにとらわれてしまう副作用に注意を要することになる。

■感情的能力——共感的ケア

　そもそも，異常体験が言葉で表現され，他者に伝わることに，どれほどの意味があるか？　看護師であればとくに，異常体験に伴う苦痛な感情に焦点を合わせて，共感的なケアに徹することの方が重要であることに気づくべきである。

　精神科看護師に求めらる，第一に重要な能力は，異常体験のただ中に置かれている患者の苦痛や，えも言われぬおどろおどろしい感情をひっくるめて，共感的に受容する能力である。患者の置かれている心的な状況を思いやり，そこで生じている感情を理解することが重要である。

　付け加えるなら，患者の言語活動には，むしろ病的でないもののほうが多いのである。患者とは，この話が通じる部分で豊かな対話を重ねる必要がある。

7] 看護面接

　精神科の病棟では，看護師による面接（診療報酬に算定されない「看護面接」と呼ばれることもある）の機会も少なくない。廊下での立ち話，デイルームでのお喋り，ナースステーションでの話し合いとは別に，他の人に聞かれない，入室にノックを要する部屋で患者から話を聞く機会のことである。

　看護師は心理療法的，精神療法的接近に関する専門的な学習機会をもたずトレーニングも受けていないという意味で，医師や臨床心理士とは異なる。面接によるアプローチは，半年ほどの研修を受講したとしても，専門家の実践能力には届かない。その自覚をもって，看護として行なうのでなければならない。

　面接に時間をとろうとする臨床看護師の志は支持されるべきである。ただし，実行するには，不適切な面接技法の弊害や，効用の限界を知っている必要がある。面接に臨む看護師のめざすところは，“援助関係の基盤形成や再構築”であって，決してそれ以上ではないのである。

　患者との面接に関しても，中井がいつくかの原則を具体的に述べている（以下の①〜④；同, p184-186）。いずれも看護面接においても有用なアドバイスである。

① 　原則として1回の面接では1つの主題とするのがよい。
② 　面接は向かい合う角度によって雰囲気が異なる。正面を向き合った面接は対決的になりやすい[★4]。
③ 　面接の間隔も重要である。「この1週間は長く感じたか短く感じたか」と患者に問うて修正するとよい。
④ 　患者との面接は，事件重視型 “events-oriented” でなければないほどよい。

⑤　視線の被曝量というべきものがある。強く見ない（目に力を入れない）。見つめすぎない★5。

8] 患者との共同作業

治療とは「第一義的に患者との共同作業であり，第二義的には，そのほかに家庭，社会その他が加わる共同作業である」ということは，今やあたりまえに受け入れられている認識と言える。言いかえれば，治療者─患者─家族の呼吸を合わせられなければ，治るものも治らないということであるが，それを治療者の責任逃れと取るようでは，専門家失格である。

では，治療者の責任はどこにあるのかといえば，疾病の治療自体ではなく，治療に向かう共同作業がうまく進むように，患者，家族，治療者三者の包括的合意の成立と維持に心をくだくことである。治療自体と異なり，この共同性は「人間の手で動かしうる因子」なのであるから，それをどう築くかということには責任がある，と中井は言う。

医師がこのような治療責任者であるならば，専門職である看護師は連帯責任を負う者となる。それでこそチーム医療と言える。日々患者と接する看護師はとくに，患者との関係性には敏感でなければならない。援助者として患者の側に立つ基本姿勢とともに，回復過程の同伴者，そして治療の共同作業者にもなっているという自覚，そこに精神科看護の専門性をみるべきであろう。

9] 発病前よりもよくなることをめざす

「治療の目標は最初に告げられる必要がある」。そして，「治るということは発病前の状態に戻ることではない」と中井は言う。根本にある脆弱性が改善されなければ，いったんは退院できても，再発を余儀なくされるリスクが高いからであり，めざすべきは「発病前よりもよくなること」でなければならない。

患者と家族には，ただ症状の安定と回復を願うのではなく，病気につぶされないタフな自分になるという目標をもってもらうということである。それを実現するのは，もちろん容易なことでなく，長い道のりを要することであるが，治療という共同作業の旗印として掲げる意味は大きい。

★4　中井は自身の経験について，対面ではなく直角の位置関係で始まった面接が，「いつの間にか同一方向を向く面接になっている，というのが私の場合しばしば起こることである」と述べている。その変化の様子から，面接中に患者との間に醸される雰囲気が想像できて，思わず頬がゆるむ

★5　中井によれば「視線の"被曝量"」があり，患者はその許容量がぐっと低いと考えられる。4]で述べた，会話における心得と同じで，常に穏やかさを維持したい。

3 ▶ 家族に対するケア

1] 家族研究の視座

　家族へのケアの必要性は疑いようもない。しかし，精神科領域における家族研究は家族の苦悩に焦点が当てられてきたわけでなく，病因論の形で発展してきたという事情がある。古くは遺伝研究があり，統合失調症は遺伝するという考えは現在でも残っている。1960年代のベイトソン[6]によるダブルバインド・セオリーや，フロム−ライヒマン[7]の「分裂病を作る母」などは，著者らの思惑とは関係なく，統合失調症の原因をつくる犯人探しの方向へと進んでいった。EE（expressed emotion）研究もまたしかり，感情表出が高い家族に対する一種の偏見をもたらす結果となった。

　1980年代になると，SST（social skills training）や心理教育が普及する。再発予防を目的にした病気理解と対処の仕方を中心にした具体的な生活プログラム支援である。2000年代に入ると，ACT（assertive community treatment；包括型地域生活支援プログラム）が各地で展開されるようになる。ACTでは重度の急性状態にある精神障害の人たちも入院ではなく訪問を通じてケアすることから，家族へのケアは患者とは別の独立したケアという考え方ではなくなってきた。

　訪問看護においては，家族ケアと患者ケアは一連のものであり，最近では，メリデン版訪問家族支援が有用な方法として試行されている[8]。実際に看護が家族ケアに関わるようになったのは，このような訪問看護が増えてきたことも要因の1つである。

　家族問題は主に精神保健福祉士（PSW; psychiatric social worker）がかかわってきたためもあって，精神科看護分野からの家族ケア研究の数は少ない。特に患者が発病して入院を余儀なくされた時期の家族ケアに関する研究はほとんどない。ストレス・コーピングの観点からのもの[9]，あるいは，インタビューをもとに家族の心理プロセスをたどった記述研究[10]は見られるものの，ショックや混乱，恐怖などの体験を経て，病気を否認したり怒りをあらわにしたりしながら，次第に現実に向き合い，理解と受容に至るという一般的なパターンを認めたものであり，他の障害受容と大差はない。

★6　Bateson,G, Jackson,D, Haley,JE, Weakland,J (1956).Toward a Theory of Schizophrenia, *Behavioral Science*, 1(4), 251-264.

★7　Fromm-Reichmann, Frieda (1948). Notes on development of treatment of schizophrenics by psychoanalytic psychotherapy, *Psychiatry*, 11;263-273.

★8　吉野賀寿美, 小松容子, 長江美代子（2020）. メリデン版訪問家族支援実践の振り返りを通しての学び：支援の効果の一考察. 日本精神科看護学術集会誌, 61(2), 253-257.

★9　田上美千佳（1998）. 精神分裂病をもつ家族の心的態度に関する研究. お茶ノ水医学雑誌, 46, 181-194.

★10　六鹿いづみ（2003）. 統合失調症の家族の受容過程. 臨床教育心理学研究, 29(1), 21-29.

　そうしたなかで家族ケアについて述べるには限界があるが，ここでは，患者が受診ないしは入院するまでと，その後しばらくの間，家族がどのような状態に置かれているのかについての知見をもとに，われわれの考える家族ケアの方向性を述べたい。

2] 受診に至るまで

　佐瀬の研究[★11]によれば，患者の家族が精神病という病気をいつ認識するかによって，生活のゆらぎ方が違ってくる。受診して統合失調症であると診断される前は，家族は一丸となって異変に対応している。対応に追われて夜も眠れなかったり，仕事中も心配して家に電話をしたり，あるいは民間信仰で拝んでもらったりしていることが多い。また，「外で誰かが見張っている」という患者の言葉に，誰かいないか一緒に確認したとか，とにかくおいしいものを食べさせたとか，さまざまなことを試みている。専門書を読んでいることもある。しかし，家族が精神科を受診するしかないと判断するのは，患者にふりまわされ，自分たちだけで対応することの限界を感じた結果なのである。日常生活はかろうじて維持されているものの，家庭から笑い声が消える。追いつめられ，出口が見つからない家族の姿が想像できるであろう。

■気休めは何の意味もない

　ついに受診し，精神病であると診断される。家族は病名に対するネガティブな気持ちに圧倒され，自分たちの責任ではないかと責めたりする。そして，誰にも知られたくない，近所には絶対話せないなど，社会から孤立していく。経済的な負担も強いられる。もちろん，暴力行為が激しかったりした場合は，患者の入院によって一時のやすらぎを覚える家族もいる。患者が医療に結びつくまでの時間は往々にして長い。精神病かもしれないという疑いを払拭したい家族の思いがそうさせているのであろう。

　精神科への受診行動をとるまでの間に家族はかなり疲弊している。精神病の診断は，それに追い打ちをかける宣告となって家族を打ちのめす。患者の暴力から逃れることができた家族も一時の安堵感を得ただけである。患者が入院したからといって家族は生活を休めない。

　家族ケアの基本は家族の動揺や苦悩に寄り添うことである。こうした家族の心情と疲弊とショックと孤立感，さらには罪責感を理解しようとすることは何よりも大切である。だがしかし，家族は苦悩が大きければ大きいほど，それを自ら表出することはないであろう。家族から語られるのは，相当年数を経て，回想の形であることが多い。安易な慰めや一時の気休めは何の意味ももたないと心得るべきである。

3] 家族ケアの目標

　われわれは，家族の苦悩を取り除くとか，軽減するとかという方向で援助を考えようとは思わない。ポイントは，その体験をいかに意味あるものにしていくか，である。

★11　佐瀬美恵子（2002，未発表）．精神病の急性期状態にある患者の家族が体験するゆらぎについて．北海道医療大学大学院看護福祉学研究科看護学専攻修士論文.

患者と家族の双方がこの事態を受けとめ，その先に，意味ある生活を再構築する力をつけていくことを，家族ケアの目標にすえたい。家族もまた再生していく自然治癒力をもっていると考える。

家族は患者の世話をするべきであると考えたり，そうした「善行」を支援するのが看護ケアであると考えたりはしない。自分たちが望んでいることは何なのかを，家族自身が考えられるように支援することが重要である。看護師は家族の代わりにはなれない。また，家族を患者のケア要員ととらえて指導・教育の対象とみなすのも違う。むしろ，そうあるべきだと考える価値規範から家族を解放してあげることが，われわれのめざす援助になる。それは，逆の，患者拒否のかたくなな感情からの解放をも意味するはずである。

4 ▶ 看護師自身のストレスへの対処

統合失調症急性期のケアにかかわる重要な問題のひとつに，看護師自身が抱えるストレスがある。精神科で働く看護師は，患者とのかかわりのむずかしさや暴言，暴力などの経験による精神疲労が強いことや，燃え尽き（バーンアウト；burnout）が高率にみられるということを知っておこう。

■罵詈雑言のシャワー ・・

精神科の臨床で働く看護師，特に経験の浅い看護師は多様なストレスと共存している。病棟の規則を説明したときに怒った患者から物を投げつけられた経験を，落ち着かせなくてはならないのに逆に興奮させてしまった自分の未熟さとして語る者もいれば，怒りまくる患者に怒鳴り返してしまい，何をやっているのだろうと自己嫌悪に陥っている者もいる。コントロールできない自分にいらだつ者。患者の言動が自分の対応の結果なのか患者自身の病気の悪化が原因なのか判断できずに悩む者。また，院外就労を始めていた患者の突然の自殺によるショックから立ち直れない者もいる。こういったストレスが，精神科の看護師にはつきものである。

看護は相互作用であるから，患者の言動や反応は看護師に影響を与える。急性状態にある患者の場合，もっとも近接した人的環境である看護師に対してとても敏感になっている。患者には看護師の一挙一動が気にかかる。看護師は，そのような患者から発される言動をまともに浴びる。シャワーのように浴びる罵詈雑言や攻撃行動に対しては，患者―看護師の相互作用に関する一般的な理解に頼るだけでは，とうてい身がもたないであろう。

1] 理論的な理解にもとづく対応

自我心理学で言うところの自我防衛機制の理解は必須である。それに，本書の第4章で述べる「精神構造」モデルにもとづく患者理解が加われば，患者がそのような言動に駆られる理由を解釈することができる。患者が陥っている状況を理解し，看護師

の職業意識が優位にはたらくことで，心のダメージも緩和されるはずである。

「理解する」ことができたならば，それは患者に対する言語的・非言語的な態度として自ずとあらわれてくる。例をあげよう。

精神構造モデルを使って解釈すると，急性状態の患者は，自他の境界が破れて外部の侵入を防ぐことができず，自分というものが危険にさらされている。そうであれば，攻撃してくるのは看護師を迫害者の一員と認知しているからであるという理解が生まれる。また，過去における患者と母親の関係を看護師との関係に投影しているという自我心理学的な知識をもってみれば，患者は看護師その人を意識して攻撃しているのではなく，もっとも身近にいる看護師を誰かに見立てての行動であるという推測も成り立つ。このように考えれば，看護師は，自分が攻撃されているという理解ではなく，患者の感情が向けられる矛先になっただけなのであり，病気によって患者はそうせざるを得ない状況に追い込まれていたという理解を得ることになる。こうした理解の仕方は，看護師としてのケア的対応を冷静に考えることを可能にする。事態に巻き込まれるのでなく，少し距離を置いてみることができるであろう。理論はこのように活かされるのである。

そして，理論に裏づけられ，理解してかかわろうとする看護師の変化を患者が感じ取る（患者は敏感にキャッチするものである）ことによって，彼らの攻撃的言動は収束していくであろう。

2] 感情のケアを受ける

しかし，理性的に，知識の助けを借りるだけで自分の感情コントロールが可能だと考えるのは甘い。人間は感情的な動物なのである。感情を抑えるよりは，同僚や他のサポーティブにかかわってくれる人に話を聞いてもらうことをすすめる。

看護師も感情を表出し，ケアされる必要がある。そう自覚した方が安全である。

II

統合失調症急性期看護の展開
"精神構造と保護膜"の理論

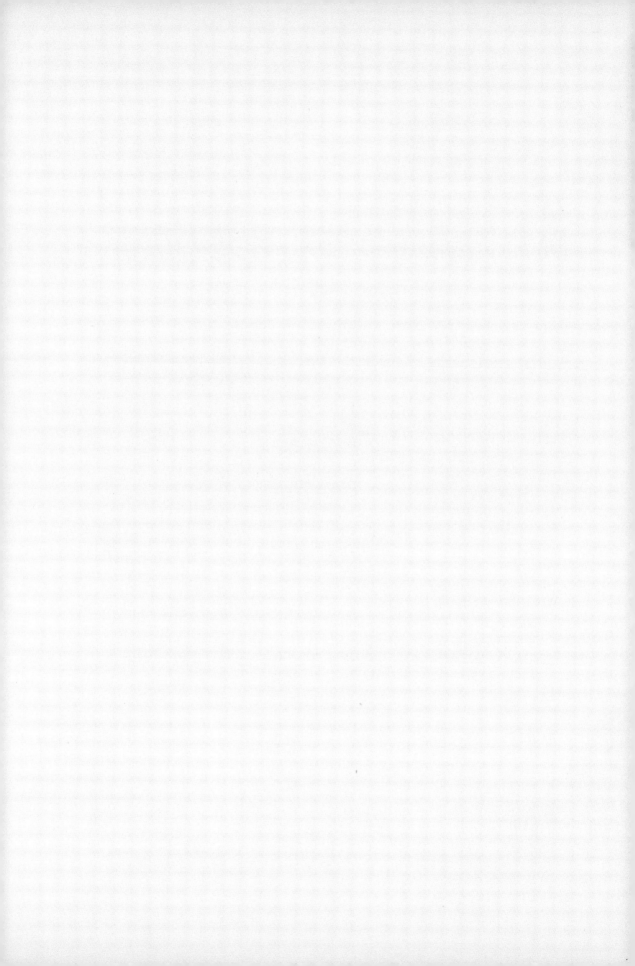

第4章

患者理解の方法

1 「精神構造」モデル

1] 患者の側から理解するための理論

　患者理解は看護の中心である。本書では，統合失調症患者を理解するための理論的枠組みとして，筆者（阿保）が提唱する「精神構造」モデルを採用する。念のために，精神構造という言葉について説明を加えておく。これを単純に日本語の「こころ」に置き換えるのは適当でない。また，心理学的概念，主にフロイトに端を発する深層心理学で言うところの「自我」に置き換えるのも適当でない。

■身体論的な見方 ‥‥‥‥‥‥‥‥‥‥‥‥‥‥‥‥‥‥‥‥‥‥‥‥

　「こころ」は，人間を心と体（からだ）に分けて考える心身二元論の考え方を前提としており，肉体的な（physical）からだとは別のはたらきとして存在するものを指す言葉のように思われる。それに対して，筆者らは，「こころ」と「からだ」を一体のものとしてとらえる身体（しんたい）論的な見方に立っている。身体（本人にとっての自己）が，自分と他人，より広くとらえれば自分と環境との間に，接点（境界）をもって存在していることに着目し，その境界線（「面」とするのが適当かもしれないが，以下に紹介する理論モデルで，円の平面図で説明しているので便宜的に「線」と呼ぶ）の状態を指して，「精神構造」と呼んでいる。

　したがって本書では，他者や環境と関係的に生きている，環境との相互作用が不可欠かつ不可避な人間の存在様式 ★1（次ページ）に焦点をあてて，患者を理解し，それにもとづいて看護を考えていくことになる。

　「理解する」ということについて言えば，他者が体験していることを，自分のことのように理解することはむずかしい。自分のことと仮定して考えるのも限界がある。

限界を広げるには，わかるための方法としての理論を必要とする。精神構造モデルは，そのような理論として考えられたものであり，患者理解の方法である。

■現象の意味を知る ···

　精神構造を知ることは，統合失調症の人々に症状や異常な行動として現われている現象の意味を知ることである。それによって，統合失調症を患者自身がどのように体験しているのかが「わかる」（あくまでも「それなりに」ではあるが）。一見了解しにくい行動や反応も，意味（患者本人にすれば「理由」）がわかれば，看護師として適切なかかわり方（看護方針）を考えることができる。それにもとづく実践は，表面的な異常さを単に「異常」と評価的に観察するのとは大きく異なるはずである。

　看護師の専門性とは，医学によって名付けられた「症状」に患者をあてはめて，わかった気になることではない。看護の実践を導く患者理解とは，病んでいる，苦しんでいる患者の側から理解することである。

2] 精神構造の模式図

　精神構造はシンプルな円の形を用いて模式化される。精神構造の円は円周線によって内と外に分かれる。円の内側が，自己として意識されているところの身体である。円の外側は自己の外部環境である。円周線は自己と外部との境界であり接点である。

　図4-1は模式図で表わした精神構造の例である。左上のAの円を，ふつうに生活している通常の人々の精神構造と考える。これが基本形である。

　図4-2は，図4-1におけるAの円の再掲であるが，健康的な強さを備えた精神構造であることを強調して，円を太い実線で描いている。内と外を分けるはっきりとした境界があり，自分と他者は明確に区別されていることを示している。人間は成長していく過程で他者と相互に作用しあい，さまざまな生活体験を積み重ねていく。その過程において，自他の境界はしっかりとした厚みをもち，丈夫なものになっていく。この厚みは，簡単には破れない弾力をもつ。それによって人は，他者との軋轢にも耐えることのできる力，柔軟性と対応力を身につけることができる。つまり，自他の境界線の厚みにまもられて，生活体験に伴うストレスにうまく対処する方法を学んでいくことができるのである。対処できない場合には，一時的な逃避を選ぶ，あるいは社会的な規範からの逸脱が多少あったとしても，さまざまな手段を行使してたくましく乗り越えていくであろう。

　図4-3は，自己自身をまもる力が備わっている精神構造（図4-2）に，ストレスが加わった時の模式図である。ストレスに押しつぶされて円が凹んでも，ほかの部分が

★1　それゆえ，病気という事態も，本人と環境の相互作用として発症すると考えられる。風邪であろうが，糖尿病であろうが，精神の病であろうが，そのことに違いはない。身体内部の問題が高じた結果だけでなく，劣悪な環境や生活習慣なども発症の引き金となる。本人の内部（からだの条件）に問題はなくとも，対人関係に問題を抱えることや，空気や水の汚染など，生活環境がからだの病気を引き起こすこともある。統合失調症も同じである。発病までには，患者は環境と相互作用を繰り返している。そのなかで，相互作用のあり方（精神構造）に変化をきたし，発症に至ると考えられる。

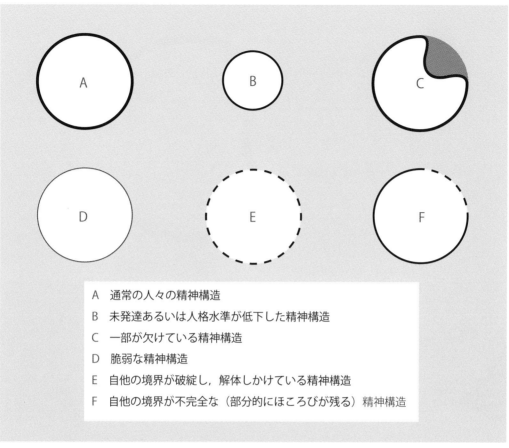

A　通常の人々の精神構造
B　未発達あるいは人格水準が低下した精神構造
C　一部が欠けている精神構造
D　脆弱な精神構造
E　自他の境界が破綻し，解体しかけている精神構造
F　自他の境界が不完全な（部分的にほころびが残る）精神構造

図 4-1 ● 精神構造の模式図（円）の例

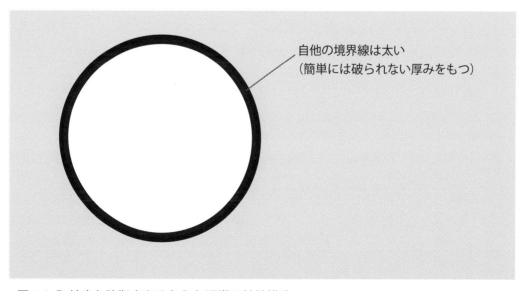

自他の境界線は太い
（簡単には破られない厚みをもつ）

図 4-2 ● 健康な強靱さをそなえた通常の精神構造

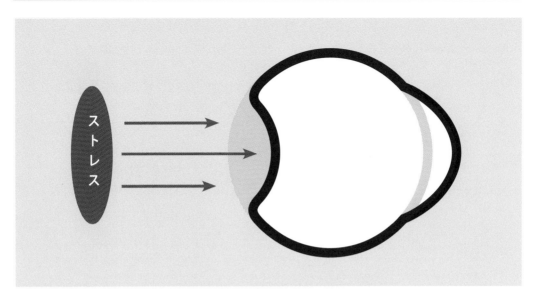

図 4-3 ● ストレスが加わっても破綻しない精神構造の弾力と柔軟性

膨らんで円全体の大きさを維持している。衝撃を加えても破れないで跳ね返すゴムまりのイメージである。

2 発 病—— 精神構造による解釈 ❶

1] 発病に至る精神構造

　前述した（☞脚註★1）ように，病気はその人間の身体と環境の相互作用を経て発症する。統合失調症も例外ではない。図 4-2, 4-3 のように，健康に発達した精神構造であれば，人間関係や生活環境からストレスやダメージを受けたとしても，円（精神構造）は，一時的に多少変形したり，内側の圧力（プレッシャー）が高まったりはするであろうが，円周線（自他の境界）が破れるようなことはなく，自分は自分として保持される。それに対して，何らかの理由によって，図 4-4 のように，精神構造が自他の境界に十分な厚みをもたず，硬くてもろい，あるいは細くて弱々しい状態だと，強いストレスが加わると簡単に破綻することになる。

　そうなると，内側（自己）は外からの侵入を防ぐことができず，また，自己を内側につなぎとめておけなくなって，混乱をきたして病気（統合失調症）になだれ込む。これがつまり発病という事態である。

　このように自他の境界が破綻しやすい精神構造は，その人が元来抱えている脆弱性なのかもしれないし，成育環境や生活体験の乏しさなどから発達が不十分な状態とも考えられる。

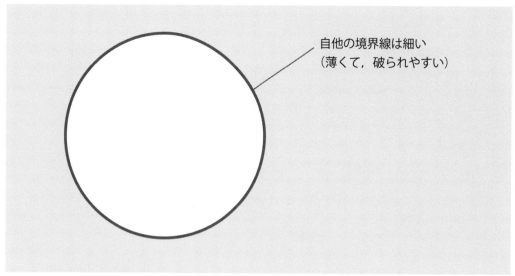

図 4-4 ● 脆弱な精神構造

2] 発病時（急性状態）の精神構造

　統合失調症を発症した患者の精神構造は 図 4-5 のように描くことができる。もはや円を実線で描くことはできない。破線で描いているのは，境界線が破綻して自他の区別が定かでなくなっていることを意味する。そうなると，自分ではない外部（他者）が容易に自分の中に入り込んでくるし，自分の中からは自分が出ていってしまうというようなことが起こる。患者は，自分が自分でなくなるような体験をしているにちがいない。自分という一個のまとまりを支える，おおもとの精神構造が「解体しかけている」のである。

　外部から，**幻聴，幻覚**★2，**妄想**★3，あるいは**思考吹入**という形で内部に侵入してくる。また，自分の考えが漏れ出て他人に知られてしまう（**思考伝播，思考察知**），あるいは自分の考えが盗まれてしまう（**思考奪取**）。そして，自分の中身が失われて空っぽになってしまう。統合失調症の急性状態に見られる症状は，このように，患者の精神構造の表われとしてみることができる。

　しかし，破線ではあっても，まだ円の形をとどめている。それは，身体的なまとまりとしてはたらいている個体としての自己がすっかり解体してしまったのではなく，

★2　**幻覚**　外界に実際の刺激がないにもかかわらず，それを知覚することである。統合失調症でもっとも多いのは幻聴である。比較的簡単な言語から長い対話や複雑なものまでいろいろある。急性状態では幻覚によって生活全般が左右され，基本的な日常生活行動がままならないことが多い。時に，幻聴によって自傷他害を引き起こすこともある。

★3　**妄想**　現実にもとづかない誤った確信である。患者は妄想をとおして，自尊感情の増大，処罰・罪悪感やそれに伴う不安からの開放など，何らかのニーズを満たそうとしていると考えられる。自分の能力，資質の優位を過剰に信じこむ〈誇大妄想〉，他者から被害を受けていると信じ込む〈被害妄想〉，他人から監視されていると信じ込む〈注察妄想〉等がある。

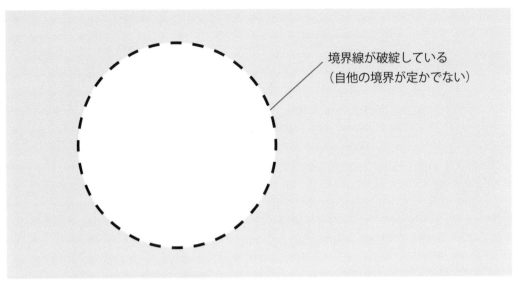

図 4-5 ● 解体しかけている精神構造

解体「しかけている」状態であることを表わしている。解体してしまった後であれば，線の断片がバラバラに散らばっている様を描くしかなくなる。

3 統合失調症急性期の患者理解
──精神構造による解釈 ❷

　上述したように，統合失調症患者に見られる症状は，精神構造モデルで考えると，患者の精神構造が破線状態であることによって生じている状態ないし現象であるという理解が成り立つ。以下に，発病時（急性状態）の典型的な症状を取り上げ，精神構造モデルによる解釈を述べる。精神病理学の知識を，患者理解を基盤に置く看護の立場から，理論的に補うものである。

1] 幻覚・妄想状態

　精神構造モデルで考えれば，外部環境から，幻聴，幻覚，妄想，あるいは思考吹入という形で内部に侵入してくる状態である（図4-6）。「暴力団に狙われている」「殺される」など，迫害の色調が強い被害的な内容が多い。「お前は生きている価値がない。死ね！」などと命令される声に支配されていく。患者はそれに抗うことができない。怯えが強い。ところが，防衛のためにそれが逆転して，攻撃や暴力となることもある。自傷行為や自殺企図に及ぶこともある。

　そうした激しい症状の前段階では，「アナウンサーが自分の考えと同じことを言っている」「自分の考えていることが皆に伝わってしまう」と言いだしたり，「自分の考えを誰かが抜き取っていく，脳みそが半分になった」などと言い，頭を毛布でぐるぐる巻きにするといった行動をとったりする。医学的な用語で言うと，思考吹入や思考

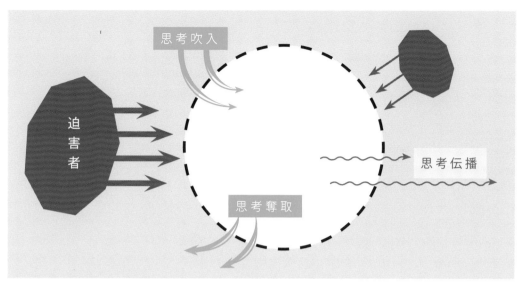

図 4-6 ● 幻覚・妄想状態

奪取に該当することである。

　患者の内部では，自分の考えが他人に知られてしまう，あるいは盗まれてしまうということが起きていて，自分自身の内容が漏れ出てしまい「空っぽ」な状態になっているのである。最初は「不思議な感じ」に襲われ，落ち着かなくなる。それが高じるとウロウロ歩き回ったり，はた目には奇妙と映る行動をとるようになる。

2] 疎通性のなさ

　なかには，興奮や怯えた様子がなく，幻覚・妄想状態を思わせるような行動もない患者がいて，激しい症状に備えている看護師たちが拍子抜けするような場合もある。そのような患者は，入院直後からよく**徘徊**する。また，**自閉**的で，看護師の声がけにもほとんど反応しない。自室では臥床していることが多く，看護師が訪室するとスーッといなくなったりする。話しかけても，うつろな視線を返すだけで会話が成り立たない。話したとしても，話は広がっていかず，途中で立ち消えてしまう。

　また，うまく言葉にならないのであろう。「あぁ・・・」とか「あのぉ・・・」とか間投詞を発するだけで，「うまくしゃべれない」と言ってその場を離れてしまう。看護師の言葉を受けとめようとする気がないようにも感じられる。

　図 4-7 は，こうした状態を精神構造の図を使って表わしている。外部からの刺激で患者の内部がいっぱいになり，それらを整理したり処理したりすることに没頭している状態である。外部刺激に邪魔されて思考は混乱し，自分の考えがまとまらないのである。徘徊も，自閉的で臥床がちなのも，思考の混乱をまとめることに役立っているのであろう（☞ 85 ―ジ， **コラム -1** 徘徊や自閉・引きこもりの意味）。

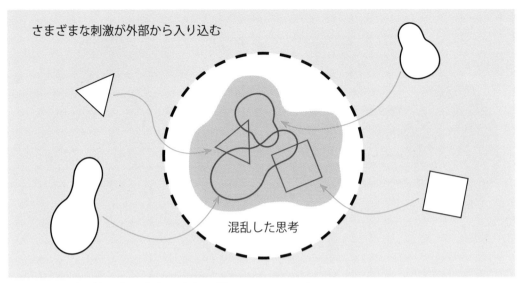

図4-7 ● 疎通性のない患者の内部で起こっていること

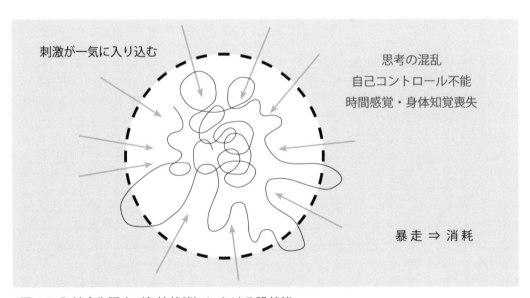

図4-8 ● 統合失調症（急性状態）における躁状態

3] 躁状態

　図4-8は統合失調症の急性状態に見られる躁状態★4を表わしている。患者の内部では思考が混乱している。思考がまとまらない状態は本来，理性の葛藤を意味するわけであるが，この場合は外部の刺激が一気に侵入し，円の内側は刺激の洪水となり，まとまりをつける間もないといった状態である。それとともに，感情が高ぶり，意欲が亢進し，行動もエネルギッシュになり，暴走することにもなる。自他の境界が破線

徘徊や自閉・引きこもりの意味

　徘徊という言葉の意味は、「目的のない遁走」あるいは「ウロウロ歩き回ること」である。統合失調症急性状態での徘徊は、話しかけても振り向きもしないし、一心不乱に何かに打ち込んでいるようにも見えるし、異様な感じも受ける。しかし考えてみれば、ウロウロ歩き回ることは誰にでもよくある。たとえば妻のお産を分娩室の前で待っている夫が熊のように廊下を行ったり来たりする場面、イライラして部屋の中を歩きまわる場面はテレビドラマなどの定番である。誰にでもあることだから，その状態は理解できるし，不思議でも異常でもない。

　自閉もしかり。のっぴきならない事態に遭遇し、どうしたらいいかわからないとか、気持ちを落ち着かせたいとき、人は自閉する。ある人は自室に、ある人はトイレに引きこもってしまう。決して異常なことではない。このように，徘徊も自閉も自分たちの経験を少しふくらませて考えれば，患者の中でどのようなことが起きているのかを想像でき，理解は可能である。それはおそらく「歩こう」とか「引きこもろう」とか意識的に考えてとっている行動ではない。自ずとそうしてしまうのである。無意味に思えるかもしれないが、そのような行動に時間を費やすことによって、人は危機に耐えているのかもしれない。

　徘徊も自閉も，解体しかけている精神構造（☞図4-5）を内側から修復しようとするはたらきとしてとらえることができる（☞第5章 看護の原則3）。その意味では，徘徊と自閉・引きこもりは，行動としての現われ方は動と静の両極であるが，同じ意味をもつと考えられる。自然治癒力がはたらいて，内側からのエネルギーが満ちてくるまでの，待ち方が違うのである。

状態の精神構造では，それを自分で抑えることができない。

　自己コントロール不能に陥った患者は多弁で落ち着かず，眠ることも食事も必要としなくなる。時間は「いま」しかなく，待つことができない。その結果，エネルギーを使い果たし，からだを消耗させる。

★4　**躁状態**　一般に高揚した気分，意欲の亢進，思考促進によって特徴づけられる。しばしば被刺激性，易怒性が優勢となり，攻撃的となる。幻覚・妄想が存在するときには誇大的内容であることが多い。被害的内容の幻覚・妄想が出現することもある。根拠のない楽天主義，誇大性に加えて判断力の低下が加わるために，無謀な行動，性的逸脱行動，夜中に大音量で音楽を聴くなどの逸脱行動が現われる。双極性障害による躁状態の場合は，誇大的であっても全体に話のまとまりは保たれていることが多い。統合失調症の急性状態における躁状態は，それとは異なる。

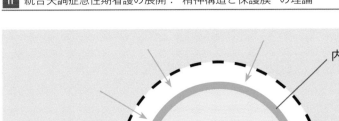

内側から張られる保護膜
(☞第5章)

閉じこもることに
よって自分をまもる

図4-9 ● 引きこもり・自閉の精神構造

4] 引きこもり

　18歳の女子学生の例をあげよう。彼女は自分の部屋から出なくなり，昼夜逆転の生活が続くようになった。家族が話しかけても返事をせず，壁に向かってブツブツと独り言を言っていることが多かった。入院前には食事も摂らなくなっていた。入院後は，自室でからだを小さく丸めて，毛布をかぶって臥床している状態が続いた。看護師の声がけにはほとんど反応しない。典型的な引きこもりである（図4-9）。

　引きこもりは，社会から家庭の中へ，家庭から自分の部屋の中へ，そして部屋から自分自身の中へと進んでいき，自閉に至る。外部世界との接触を断ち，内部に閉じこもって自分をまもり，回復力が生まれてくるのを待つ行動様式である。

5] 昏迷・亜昏迷状態

　徘徊や自閉，引きこもりとは別の形で，自己の解体を防いでいる状態と解釈できるのが昏迷・亜昏迷である★5。外部からの刺激は受け止めているが，それへの反応を断念するという形である（図4-10）。外部の刺激をシャワーのように浴びてしまうと，受け止めることに精一杯となり，反応しきれなくなってしまう。そこで患者は，いったん外部からの刺激に反応することを断念するのである。一切の行動を断念することで内部の回復力が生まれてくるのを待つ行動様式である。

★5　**昏迷・亜昏迷状態**　意思表出の欠如，ないしはきわめて乏しい状態である。意識が清明であり，周囲を認識できるが，その表出や行動がなく反応できない状態である。統合失調症の緊張型または緊張病症候群にみられる緊張病性昏迷・亜昏迷では，終日寝たきりであったり，立ったままや不自然な姿勢のままで動かないでいたり，ということがある。

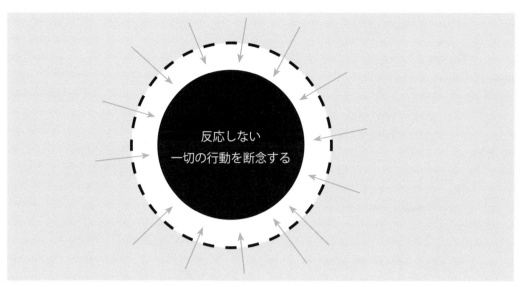

図 4-10 ● 昏迷・亜昏迷の精神構造

　患者からの反応はなくても，患者には看護師が発する言葉は聞こえており，意味も伝わっている。受け取っている刺激の意味を了解しても，反応を返すことはしない。また，からだはまったく動かなくなっており，臥床したまま食事すらとらなくなる。

4　臨界期の精神構造

　精神構造がもしも解体してしまえばバラバラになり，それは拡散し，霧散し，構造は消失してしまう。だが，人間には自然治癒力があり，さまざまな困難を乗り越えるべく，予備力や潜在力と呼ばれる力を備えている。統合失調症の患者も寛解過程をたどる力をもっているのであり，解体しかけた精神構造も，適切な治療環境の中で無事経過すれば，徐々に元の構造を取り戻していく。破線状態にあった自他の境界が少しずつつながって実線の部分が多くなっていく。図 4-11 はそうした回復途上の精神構造を描いている。完全につながるまでには時間がかかるし，いったんつながった部分も，ちょっとしたことでまた破れ目が広がるという，行きつ戻りつを繰り返す。

　風邪で言えば，もっとも辛い峠を越えて，朝には熱が下がったが夕方になるとまた少し上がってしまうというような，すっかり風邪が抜けて元気が戻るまでの時期にあたる。まだ十分な体力がついていないので，無理をしないで養生すべき時期である。統合失調症においても，急性状態を脱したものの，つながりはじめた境界線はまだ細く，切れやすい状態なので，ストレスになる負荷がかからないよう，注意して見まもる必要がある（☞第 1 章, 4 臨界期ケアの重要性）。急性状態の強い恐怖や脅威に対して，臨界期は**強い不安**によって特徴づけられる。

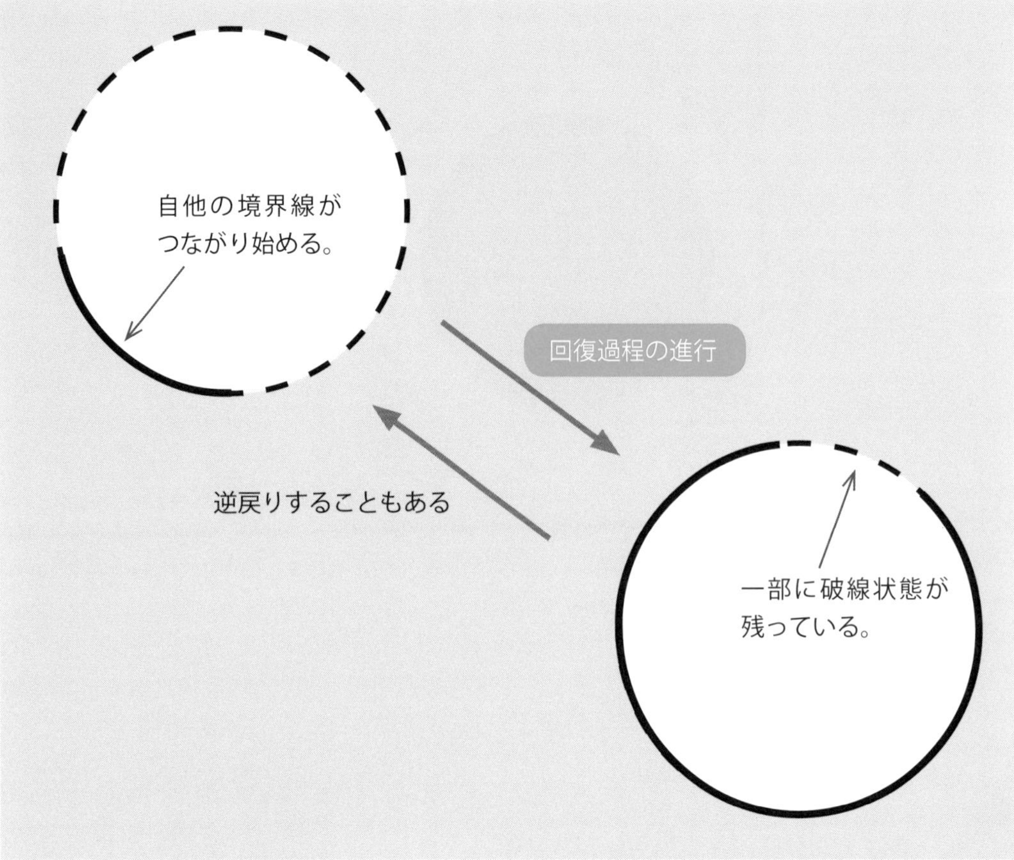

図 4-11 ● 臨界期の精神構造

　境界線がつながってくると，おぼろげながら，自分の輪郭がついてくる。それはすなわち，他者ではない自分が意識されるということである。そして，その自分と向き合うことにもなる。それは，外界との付き合い方，人間関係のコントロールに気をつかう以前に，多大なエネルギーを要する課題となり，葛藤も生じるであろう。臨界期の患者に見られる強い不安はそのためである（☞ 第 1 章, 2-3] 臨界期）。したがって，急性状態に見られる症状とは様相が異なる。

5　寛解期前期から後期の精神構造

　臨界期を過ぎる頃には，精神構造は自他の境界が実線になって，他者に侵されない自分というものがぼんやりと認識されている。寛解期前期の精神構造は，細い実線の円である。発病前の精神構造（図 4-4）に戻った状態と考えればいい。図 4-3 のような厚みと弾力がついたわけではない。脆くて破れやすいので，寛解へのソフトランディングに気を配る必要がある。

　この時期になると，急性期を過ぎたものと判断されて，患者はリハビリ病棟へ移る，

あるいは退院に向かうということが多いようである。しかし，プログラムに沿った活動を強いられるリハビリでは，ストレスもたっぷり準備されていると考えなければならない。また，退院して元居た場所に帰ることは，家庭環境が変わっていない限り，発症を促した環境に戻るということであり，やはりストレスは避けられない。

　精神科看護では，いわゆる早期リハビリの効果よりも，「急いては事をし損じる」を肝に銘じるべきであろう。精神構造の状態を勘案して，くれぐれも逆戻りしないよう慎重にすすめる。

　寛解期後期にもなれば，さまざまな生活体験を経て，精神構造の円は次第に太い線に育ち，弾力もつき，柔軟性を増していく。そうは言っても，図4-2と同じというわけにはいかない。元来の精神構造が脆弱な患者の場合は，強烈な刺激体験や環境の激変があれば，再び破綻をきたす可能性は高い。精神構造を強靱にし，耐性をつけるのは，年数の経過というよりは，そこでの生活体験の質と量によるところが大きいように思われる。地域での継続的なサポートが重要な所以である。地域のサポートは医療的サポートのみではない。職場の人々，友人，近隣の人々などの支持的かかわりのすべてを指す。精神構造が発病以前の状態から，さらに，健康な強靱さをそなえた精神構造（図4-2）へと育つためには，家族はもとより地域的なつながりと社会的支援が不可欠である。

6　精神構造モデルの理論的広がり

　精神構造モデルは，統合失調症患者の急性期看護の実践を導く理論的根拠を求めるなかで考えられたものである。それは関係的に生きる人間の存在様式を説明するものであり，上に述べてきたように，発病から急性状態，そして臨界期，寛解期までの患者理解に「使える」ことを確信している。

　その統合失調症患者の精神科病院全体に占める割合が近年次第に少なくなり，精神分裂病から病名変更された2002年を過ぎた頃には6割を切った。うつ病や抑うつ状態が増え，その下位診断にはパーソナリティ障害が少なからず潜在していた。その次には発達障害が騒がれ，医療職の間では統合失調症の裏には発達障害が隠れているとささやかれた。さらに，認知症の精神科病院への取り込みによって，認知症患者の看護にも精神科看護のマンパワーが割かれるようになっていった。

■診断名は違っても似ている状態像

　そうした統合失調症ではない患者とも深くかかわるようになって，「何かが似ている」ことに気づいた。たとえば，パーソナリティ障害の患者は，統合失調症のあるタイプによく似た状態になる。そのタイプの人は，たとえば突然，妄想めいたことを話す。統合失調症の人に見られるように確信に満ちて，被害的なことを，である。また，進行した認知症の人々に見られる，聞こえる音の混乱は，統合失調症の発病直前に見られる聴覚の過敏とよく似ている。鬱や抑うつ状態の人々に見られるちょっとした妄想気分などは，統合失調症の発病前にも見られる。話の脈絡がなかったり，当た

り前のことがうまく理解できなかったりといった連合弛緩を思わせる状態は，アスペルガー症候群でも同じように見られる。このように，異なる病気であっても，その病気が経過する時期によって，同じような状態が見られるのはなぜであろう。

　著名な精神病理学者にその疑問をぶつけたところ，診断名というのは，いわば海上に頭を出している島であって，それらは海底でつながっているのだ，というふうに答えられた。そうであれば，診断名は違っても，似たような状態像が見られるのは当然なのかもしれない。

■人間理解の橋をかける

　診断名は違っても状態像が似ているということが，あって当然と考えられるなら，精神構造モデルは統合失調症以外の患者の理解にも有用ではないのか，と考えるようになった。

　パーソナリティ障害に悩む人が，追い詰められて一過性に幻覚や妄想に支配されてしまうときがある。それは統合失調症の急性状態と同じく，解体しかけている精神構造（図4-5）として理解できるように思う。

　認知症の人々には，進行に伴って視覚や聴覚の混乱が起こってくる。見える物がたくさんあると，物の1つひとつが何であるのか識別できない。また，たとえば顔に光があたると見え方が歪み，怪物や鬼の顔と認識して，怯えるなどということが起こってくる。そうした現象も，精神構造の円が細くなって破綻しやすい，あるいは破線状態に進みつつあると考えれば，納得できる。認知症の人たちも，自分の内と外の境がなくなって混乱し，不穏になり，パニックを起こしやすいのではないだろうか。

　このように，精神構造モデルは，統合失調症の人々に被せられる「わからない」に対してだけでなく，パーソナリティ障害や認知症などに一過性にみられる「にわかには了解できない状態」を「わかる」ためにも使えると思うようになった。とくに，看護師をはじめ対人援助を仕事にする者にとって，相手を「わかる」ことは本質的に重要である。そのための理論として，さらに検討していきたい。

第 5 章 看護の原則

統合失調症急性期看護の実践を導く理論

　第 4 章で展開した精神構造という考え方は，統合失調症の急性状態にある患者に対する理解的アプローチを支えてくれるであろう。自他の境界が厚みをもち柔軟性に富む状態（太い線の円；図 4-2）を通常の精神構造とすると，統合失調症発病前の精神構造は，薄くて破れやすい脆弱な精神構造（細い線の円；図 4-4）であり，発病して急性状態にある患者では，解体しかけている精神構造（破線の円；図 4-5）の状態にあると考えられた。そして，急性状態を脱した臨界期の精神構造は，一部実線，一部破線の円（図 4-11）で表わすことができた。

　このような患者理解に立ったうえで，次なる課題は，看護としての具体的なかかわり方を明らかにすることである。患者の回復を支援するという大目標に沿うのは当然として，患者の現在ただいまのニードを正しくとらえ，それにこたえる看護でなければならない。本章では，そのような統合失調症急性期看護の実践を導く「看護の原則」について述べる。

1 ▶ 保護膜という考え方

　統合失調症の急性状態にある患者の精神構造は，解体寸前である。外部刺激が容易に侵入し，自分の中に他人が土足で踏み込んでくる状態である。恐怖にかられる体験であることは容易に想像できる。それに対して，どうすることが看護することになるのであろうか。

1] 脅かされている自己（精神構造）をまもる

■応急手当 ‥‥‥‥‥‥‥‥‥‥‥‥‥‥‥‥‥‥‥‥‥‥‥‥‥‥‥‥‥‥‥‥‥

　統合失調症の治療および看護の究極の目標は，太い実線で描けるような精神構造を回復すること，さらには育て，強化することである。しかし，われわれは急性状態の

91

患者にそれを直接的に実現する手だてをもたない。看護学だけでなく医療にかかわるすべての知識，技術を探しても，それを見つけることはできないであろう。だからといって，ただ傍観するのが看護であるはずはない。その逆である。直接的な治療手段が見いだせない状態こそ，もっとも看護ケアが求められていると言ってもいいのではないだろうか。

そこで，まず考えることは「応急手当」である。精神構造モデルをふまえれば，破線状態の精神構造を解体からまもるための応急手当ということになる。第1に，外部からの侵入に曝されている患者をまもらなければならない。そのためには，侵入を防ぐために防護壁を築いたり，保護カバーで覆ったりする対策が考えられる。たとえば，保護室の使用である。外部刺激を遮断する物理的な環境が防護壁となることを期待してのことである。

■保護膜のニード

患者本人も，危機に対して必死に防御を試みている。布団をかぶってからだを丸めているとすれば，激しい症状（異常体験）のもととなる外部刺激を遮断して自らをまもろうとしているのであろう。客観的には奇妙に見える行動も，患者にとってはセルフケアとして意味のある行動なのである。応急手当の意味をこのように理解できれば，外部刺激が少なく静かで安全な環境の提供と，患者自身が講じている防御策を妨げないこと（防御策をとっている患者を安全にまもること）が，看護として明確に意識されるであろう。

本書では，防護壁，保護カバー，あるいは必死で防御策を講じている患者本人の行動など，自分が自分であるための精神構造をまもるべくはたらくものを，以下「保護膜」と総称する。その言葉を使えば，患者は保護膜を絶対的に必要としている状態なのである。

統合失調症を発症した患者にとって，精神構造をまもること（自己自身が壊れてしまわない，失われないこと）は，生命維持の基本的ニードに匹敵する，切実なニードである。それに応える看護でなければならない。

■自然治癒力──患者の内側から張られる保護膜

人間には自然治癒力が備わっている。統合失調症でも同じであり，急性状態にあるときでも，患者の内部では，恐怖や苦痛を癒す力がはたらきはじめている。そうしたはたらき自体も，「保護膜」ととらえることができる。先に述べた保護膜は，外敵から自分をまもるために外部環境を保護膜とするものであった。それを**外側の保護膜**と呼ぶなら，患者自らが有する治癒力，回復力については**内側の保護膜**と呼ぶのが適当であろう。

2] 保護膜と看護

患者は自己解体の脅威に対して，保護膜を張りながら必死にたたかっている。発症して，現に急性状態を呈しているということは，患者のセルフケアでは不十分なのであり，助けを必要としているのである。したがって，看護師は，患者の周りをさらに

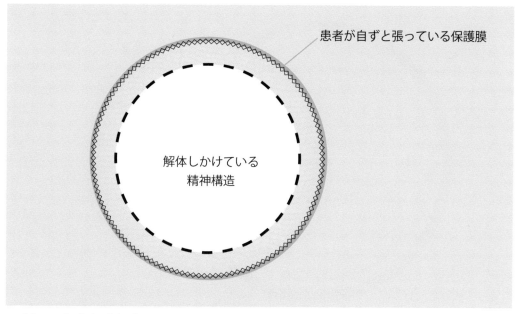

図 5-1 ● 患者が自ずと張っている保護膜

厚い保護膜で張り巡らす★1ケアで応えなければならない。

■ 3 つの保護膜 ・・

　ここで，保護膜の概念について整理しておこう。精神構造の内側か外側かという視点と，患者自身が張っている保護膜か，援助者としての看護師が張る保護膜（すなわち看護として行なうこと）かという視点で，以下の 3 つの場合に分けられる。それぞれ，精神構造の図を使って図式化しているので参照されたい。

　　外 側… 1]　患者が自ずと張っている保護膜（図 5-1）

　　　　　　 2]　看護師が外側から張る保護膜（図 5-2）

　　内 側… 3]　患者の内側から張られていく保護膜（図 5-3）

　第 4 章で述べた精神構造モデルによる患者理解に，保護膜という考え方を組み合わせることによって，統合失調症急性期看護を理論的に意味づけることができる。すなわち，上記 3 つの保護膜のはたらきを阻害しないことが第一であり、保護膜となる環境を整えることと、看護師が保護膜となるようにケアにあたることの必要性が明確になる。

　次節で，この原則的な考え方を確認することにしよう。それが，看護方針と実践を導く根拠となる。

────────────────

★1　もちろん，「保護膜」にしても，「張り巡らす」という言い方にしても，実体的な何かを想定しているわけではない。重要なのは機能である。常に，どういうはたらきをしているか，その目的と意味を考えるようにしていただきたい。

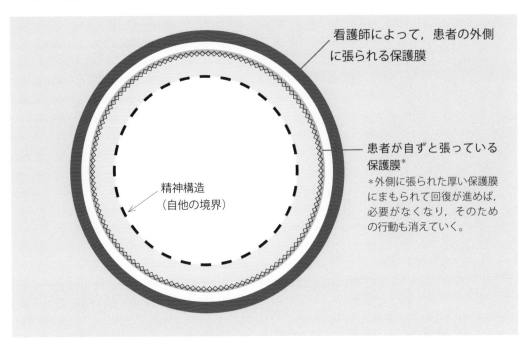

図 5-2 ● 看護師が外側から張る保護膜

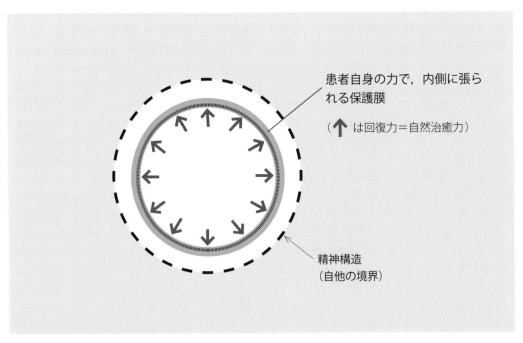

図 5-3 ● 患者の内側から張られていく保護膜

2 統合失調症急性期看護の原則
——"精神構造と保護膜"の理論

原則 1 患者が自ずと張っている保護膜をはぎ取らない

　"精神構造と保護膜"の理論から導かれる，統合失調症急性期看護の原則の第 1 は，「患者が自ずと張っている保護膜をはぎ取らない」である。「自ずと張っている」と表現したのは，本人が意識しているいないにかかわらず，いわば**自己保存本能にしたがって誰しもがとっている行動**という意味である。

　たとえば，私たちの日常生活においても，何がどうと明確に言葉にはできないが，今日はお風呂に入りたくないとか，あっさりしたものを食べたいとか，誰とも話したくないとかいう時がある。すると，その翌日に熱が出たりする。後でわかることだが，意識できないほどのちょっとした寒気があって入浴したくなかったのである。だとすれば，風邪をひいてしまわないように，すなわち自分をまもるための保護膜がはたらいていたと考えられる。

　統合失調症の患者の中には，長い間入浴していない，あるいは着替えもしていないという人がよくいる。また，帽子を目深にかぶったり，イヤホンやヘッドホンを常に耳に当てていたりする患者がいる。外部環境の刺激によって自らが脅かされることに対して，自らをまもろうとしているものと考えられる。こうした行為を，ただ，異常であるとか，セルフケア不足であるとかいう見方をしてはいけない。一見異常な行動や行為も，精神構造に破綻をきたした患者が，自分をまもろうとして，自ずと張っている保護膜である可能性が高い。彼らにはそうする理由があるのである。そのような考慮をせずに，入浴を無理強いしたり，衣服を脱がせたりすれば，それは，せっかく患者が張っている保護膜をはぎ取ることになり，患者に対して侵襲的にはたらくことになるであろう。

　患者が自ずと張っている保護膜は尊重されるべきである。看護師は外から無理やりはがすようなことをしてはならない。患者が必死で張っていることを理解し，尊重する態度で接すること。これが，統合失調症急性期看護の第 1 原則である。

原則 2 患者の外側から保護膜を張る

　しかし，そうした保護膜で十分でないのはもちろんである。患者は，恐怖体験や幻聴などを完全にシャットアウトすることができていない。破線状態の精神構造をかろうじてまもっているに過ぎない。図 5-1 で他の保護膜に比べて細く描いているのは，そのことを表わしている。したがって，看護として，その外側に，それをまもる保護膜（図 5-2）をさらに張り巡らすべく，対策を講じる必要がある。それが原則の第 2

である。

　患者のセルフケアでは対応不可能な急性状態ではとくに，看護師が外側の保護膜を張ることが重要な意味をもつ。

■**突発的な危険行為** ・・

　解体寸前の精神構造は，患者が自ずと張っている保護膜だけではとうていまもりきれるものではない。頭の中で響く声にしたがって飛び降りるなど，突発的な危険行為に及ぶこともある。思いもつかない行動に驚かされることも多い。筆者（阿保）は，硬い箸を鼻の穴に突っ込んでいたのを目撃したことがある。精神構造が解体の危機にある中での，自棄的な行動と考えなければ理解不能であろう。自他の境界が破れている状態で放置されれば，外部からの刺激をシャットアウトすることができずに急性状態の極期を迎えてしまう。それを防ぐためにはどうあるべきかを考え，観察と安全管理に努めるのも看護の役割である。

■**患者の信頼** ・・・

　どんな場合でも言えることであるが，統合失調症の急性状態の看護ではとくに，看護師が患者に信頼されることが重要である。信頼に値する存在であることを実感してもらうには，決して侵襲的・侵入的にならないよう，丁寧に時間をかけてかかわる心構えが肝要である。

　看護によって厚い保護膜が張られ，安全な治療環境の中で回復が進めば，患者自身が保護膜を張りつづける必要はなくなり，奇妙に見える行為も，症状とともに自然と消えていく。

原則 3　患者の内側から保護膜が張られていくことを妨げない

　患者の自然治癒力あるいは回復力を，内側の保護膜ととらえた（図5-3）。そのはたらきを妨げないこと，あるいは促すことが第3の原則である。

　患者の内なる自然治癒力は，【原則1】で述べた「破線状態の精神構造をかろうじてまもっている」細く描かれた外側の保護膜（図5-1）とは違う。「内側から保護膜が張られていく」とは，小さな傷口からの出血が手当をしなくても自然に止まるように，からだが元々もっている治癒力であり★2，また，生きている証拠（生命力）のような力であって，自己の解体を防いでいる強い力のはたらきを想定している。

　筆者らは，統合失調症患者の徘徊や自閉という行動を，そのような内側の保護膜の力がはたらいているものとして評価する（☞85ページ，**コラム-1　徘徊や自閉・引きこもりの意味**）。思考停止や昏迷・亜昏迷状態のときにみられる「固まってしまう」ことも，同様な内側の保護膜とみることができる。

────────────────

★2　【原則1】の外側の保護膜のほうは，出血の比喩で言えば，傷口を自分の手で押さえたりする，セルフケア的な「手当」にあたる。

● **統合失調症急性期看護の原則**（主語は看護師）

　原則 1

　患者が自ずと張っている保護膜をはぎ取らない

　原則 2

　患者の外側から保護膜を張る

　原則 3

　患者の内側から保護膜が張られていくことを妨げない

　そのように理解するなら，徘徊や自閉をやめさせようとするのは，看護として適切とは言えない。そうではなく，看護がめざすべきは「疲れない徘徊」「正しい自閉」であり，あるいは，昏迷下での患者の日常生活行動の全介助など，保護膜がはたらきやすいように患者を支えることである。

　内側の保護膜は自然に備わった力によるものであるから，あくまで**自然の力の発現を抑えない**ことが重要なのである。また，外から**急かせてはいけない**。

第6章　回復過程に沿った
看護の実際

看護方針と具体策

　第4章で述べた患者理解の上に立って，第5章にあげた3つの原則を常に意識して看護にあたることになる。本章では，あらためて，回復過程の段階を追って，看護の実際における留意点を示すことにする。

1　発病時（急性状態）の看護

　まずは，　原則1　から導かれる看護である。

1〕患者本人が張っている保護膜の尊重

■着衣，かぶり物

　衣服やかぶり物（帽子やスカーフ，あるいはフードなど頭にかぶるもの）は患者にとって外側の保護膜になっている。外部から侵入される脅威から自分をまもろうとして，着ている衣服を脱ごうとしない。ましてや，それを脱いで入浴することなどは文字通り「裸になってしまう」ことであり，外部からの侵入に無防備になることを意味するので，脱ごうとしないのである。かぶり物は，衣服と同様の意味をもつと考えられるが，頭を保護しようとしているという意味で特別重要なのかもしれない。幻聴が激しい場合には，ヘッドホンを耳から離そうとしなかったりする。

　これらを本人が張っている保護膜として理解し，尊重することが，この時期の患者に対する大切なケアとなる。つまり，無理に衣服を脱がせたり，かぶり物をはぎ取ったりしてはならない。保護膜を必要としなくなれば，彼らは自分で脱ぐことができるようになる。

■信頼関係の形成

　看護師と患者との間に信頼関係が形成されれば，それが，患者本人が自ずと張っている保護膜に取って代わる可能性がある。例を示そう。

　入浴はおろか更衣も拒否している若い女性患者であった。かなり臭いがきつくなってきていた。少し彼女と関係がとれていた1人の看護師が集中的に（もちろん，侵入的にならないように注意を払いながら）信頼関係を築くことに努めた。かかわりはじめてから1週間ほどして，入浴日に，風呂場まで一緒について行き，「入浴中もここにいますから，入りませんか」と誘ってみたところ，患者はOKをだした。

具体策　　【原則1】から導かれる

❶　衣服やかぶり物は，無理にはぎ取らない。

❷　更衣や入浴は無理強いしない。

❸　幻聴があると思われる時や，独語がある時は，「私は味方ですよ」という意味の言葉をかけてみる。

❹　患者の身の回りのモノや愛用している物品も，患者の一部であると考えて，無断でさわったりしない。

❺　患者の趣味の情報などをもとに，タイミングをはかって話しかける。その際は，やや遠いところから患者に静かに声をかけ，そっと近づいてから，患者の隣に「すわっていい？」と断わりを入れながら座る。

　次は，　**原則2**　から導かれる看護である。

　患者の外側に看護師が張る保護膜としては，**人的環境による保護膜（看護師自身のかかわり）**と，**物理的環境を整えることによる保護膜**とが考えられる。その両方を同時に張っていく。さらに，急性状態の患者に特有の症状に対する配慮も重要である。とくに，基本的ニードと日常生活上の支援に直接関係してくる身体知覚の歪みと時間感覚の歪みを取り上げて，それに対する保護膜となる看護について述べる。

2] 人的環境による保護膜

　入院中の患者にとって，看護師はもっとも身近な人的環境である。その看護師自身が保護膜にならなければならない。患者を取り巻く環境を安全であるように整えるのは看護の基本的役割である。それは患者を安心させるためにも重要である。接し方は，決して威圧的にならず，侵入的に受け取られるような行動をとらないように，細心の注意を払う。

■ かかわる人数

　かかわる看護師の数は最小限にする。大勢になると刺激が多くなり，患者には脅威となるおそれがある。侵襲的に受け取られると敵にされかねない。

■ 看護師の言動

　言動には慎重さを要する。患者は，自分の考えなのか他者の考えなのかが曖昧にな

りがちである。主語をはっきりさせる。明瞭に発声する。きつい言葉は刺激的にはたらくのでよくない。穏やかに柔らかい口調で，ゆっくりと話しかける。

■接触，距離

患者のからだへの安易な接触は，侵入的にはたらく。距離のとり方にも気をつける。近づきすぎるのはよくない。1メートル以内（手の届く距離）だと明らかに近すぎる。からだは，本人だけではなく「身の回りのもの」までを含めて考えたほうがいい。無断で触れてはならない。

■気配り

また，患者が大切にしている物に触れるときは慎重に，大切に扱う気配りがなければならない。患者のプライベートな空間に立ち入ることを慎む。

概して，直接的な行為というものは侵入的にとられやすい。患者は払いのけようとするが，それは侵入に対する彼らの防衛なのである★1。

看護師は侵入してくる危険な他者でなく，保護膜になってくれているとわかれば，患者は，味方を得た思いで，安心することができるであろう。

具体策　【原則2】から導かれる

❶ 看護者は味方であり安全であると患者が認識できるまでは，患者のプライベート空間へは立ち入らない。

❷ からだに直接触れない。身の回りのものにも無断で触れない。

❸ 対面するときは，少なくとも1メートル以上の距離をとる。

❹ 人を傷つけるような，侵入的にはたらく言葉は発しない。

　たとえば　「〇〇さん，できないところは私がやるから」という善意から発した言葉でも，患者の自己評価は低いことが多く，「できない」が患者を傷つけてしまう。「'汚い'から片づけましょう」「'臭い'からお風呂に入りましょう」なども，患者が自ずと張っている保護膜をすり抜けて，否定的な意味が患者の内部に侵入することになる。

❺ 声の調子を落とし，やわらかい口調でやさしく話しかける。

　理由　❶〜❺はいずれも，患者に侵入的に受け取られるのを避けるためである。解体しそうな自己をまもるのに必死な患者が刺激に過敏であることへの配慮である。

❻ 話しかける場合は，はっきりとした言葉で伝える。また，主語を明確にする。

　理由　曖昧さを避けるためである。患者は自他の境界が陵昧になっており（破線状の精神構造），自分が考えていることなのか，他人が考えていることなのかはっ

★1　これまで，そうした患者の行為は暴力行為と見なされてきた。しかし，患者にとってみれば，看護師からの暴力に対する防衛なのである。急性状態にある患者精神構造から考えるとそうなる。だとすれば，看護として考えることは，患者の暴力対策ではなく，逆に，看護師は患者に対して暴力的でないことを，どうしたら伝えられるか，である。

きりしないということがある。曖昧なままだと患者は混乱し，脅かされる。

3] 物理的環境による保護膜

　　自他の境界が破線であれば，それに囲まれたまとまりとして感じられていた自分の中身が，破れ目を通って外に漏れ出てしまい，どこまでも拡散していくような感じに襲われる。外部空間に自分の内部を明け渡してしまうような感覚も生まれる。看護にできることは，患者が「まもられている」という実感がもてるような物理的環境を用意することである。

　　幻聴の誘因になるような音を最小にできる，遮音効果の高い静穏な保護室や個室に入室してもらうのがよい。だだっ広い空間は，漏れ出た患者内部の拡散を促すおそれがある。保護膜としては，保護室や個室はやや狭めの方が有効である。

　　目的は「隔離」ではなく，あくまでも「保護」である★2。

具体策　　【原則2】から導かれる

❶　できるだけ静かで穏やかな環境に導く。
❷　堅固な造りの保護室や個室に入室してもらう。
❸　保護室や個室はやや狭い方がいい。

4] 身体知覚の歪みに対する保護膜――身体的アセスメント

　　自他の境界が破線状態になっている患者は，**自分が自分であるという実感が持てない**。この曖昧感は，身体知覚においても当てはまる。通常，人は尿意を感じて排尿する。熱湯に触れれば反射的に「あちっ！」と瞬時に手を引っ込める。ところが，統合失調症急性状態においては，その感覚がまるで麻痺しているかのような現象が起こる。患者は自ら尿意を訴えることがなく，腹部膨満があるため導尿を試みると1000ml以上の尿が溜まっていることがあったりする。痛さ，暑い・寒い，熱い・冷たいの感覚もそうである。

★2　隔離室は「隔離」のための名称である。保護室は「保護」するための部屋である。正しく呼び，正しく使わねばならない。「精神病院建築基準の改正について」（昭和44年6月23日，衛発第431号）によれば，保護室の数は「収容する患者の種類によって異なるが，一般には全病床数の5％程度」，保護室の広さは「個室で10 m^2（6帖）程度」とされている。羅ら（2013）の調査*では，保護室が設けられている141病棟（122精神病院）では最低6.25 m^{2}から最大16.39 m^{2}までのばらつきがあり10 m^{2}以下のものも3割程度あったと報告されている。*「保護室・隔離室の環境の実態と評価」日本建築学会計画系論文集, 78（688）, 1249-1256, 2013.

　　一時開放となった保護室から，患者が洗面所にダッシュして，蛇口から出る熱湯で平気で手を洗う場面を目撃したことがある。患者の手はみるみる膨れ上がった。

■**危険回避** ･･･

　　このように，身体知覚の歪みには多くの危険が潜んでいる。患者の知覚が正常にはたらいているかどうか注意深く観察して，正常にはたらいていないことがわかれば，看護が保護膜となる必要がある。患者の危険回避が，この時期の看護の要点である。身の回りの危険物を除去するなどの対策を講じる。

■**睡眠，食事，水分摂取，排泄のケア** ･････････････････････････････････

　　自分のからだが欲しているはずの欲求を感じられなくなっていることもある。生きていくために組み込まれている生命維持装置を起動させる食欲や眠さが感知できない状態になってしまうこともあり，そうなると，食べない，眠らないということになって生命の危機に直結する。水分をとらないことによる脱水状態も致命的である。睡眠，食事，水分摂取，排泄の維持管理はもっとも重要な保護膜である。

　具体策　【原則 2】から導かれる

　❶ 身体機能に対するアセスメントを最優先し，知覚の歪みが生じていないか，よく観察する。
　❷ 生活空間に存在する危険に注意を向け，危険物を遠ざけるなど，安全な環境をつくる。
　❸ 睡眠を確保する。
　❹ 栄養の確保と水分摂取の確認。不足に対しては食事内容や介助方法などの工夫をする。
　❺ 排泄の確認。排泄がない場合は対応する処置が必要になる。

5] 時間感覚の歪みに対する保護膜

　　時間感覚は成長とともに，その連続性が獲得され，現在を起点にして過去と未来に時間が連続していることを理解できるようになる。中井によれば，急性状態にある患者の時間感覚は，クロノス的時間すなわち時計が刻む客観的な時間に限られ，カイロス的時間つまり人間的時間は崩壊する[3]。人間的な時間とは，こどもに流れる時間と老人に流れる時間の違い（前者は「長く」後者は「短く」感じられる）や，楽しい場面と苦しい場面で流れる時間の違い（前者は「短く」後者は「長く」感じられる）のように，人間の主観が感じる時間感覚のことである。統合失調症の急性状態では，

★ 3　『統合失調症 2』p34-35.

体験に応じてさまざまに感じられる主観的な時間というものがなくなってしまうのである。

■ 「待てない」ことへの配慮 ・・・・・・・・・・・・・・・・・・・・・・

　精神構造の破線の間から，自分のものであった時間が逃げていくイメージが描けるであろう。残っているのは，客観的に時を刻んでいる，いま現在だけである。過去もなければ未来もない。現在だけしか感じられない患者は「待つ」ことができない。

　看護師は，そのような「待てない」状態にあることを理解して患者とかかわることが大切である。患者の主観的な時間はなくとも，患者自身の行動と客観的な時間を関連づけられるように，たとえば「今読んでいる本が○○ページになったら，食事です」というような伝え方をしてみる。

具体策　【原則2】から導かれる

❶ 患者の要求には，できるだけ速やかに対応する。

　理由　患者には「いま」しかないため，待つことができない。ゆえに「待ってもらう」ことを期待しない対応が必要である。

❷ 患者の時間感覚に合わせた，わかりやすい説明をする。

　たとえば　「おやつは○○時です」ではなく，具体的な行動「この本をここまで読んだらおやつです」と説明すると待つことができる場合がある。「○月○日に外泊できます」ではなく，「2回寝たら外泊できます」と具体的な行動に置き換えて言ってみる。

　最後は，　**原則3**　から導かれる看護である。

　徘徊や自閉，また思考停止や昏迷・亜昏迷状態において見られる無反応を，異常として見るのではなく，患者に備わっている自然治癒力による，内側の保護膜が張られていくことと解釈した（☞第4章, 3-5）。患者は，からだや言葉による応答を欠き，話しかけても反応がない。不自然な姿勢のままそれを直そうともせず，じっとしている。破線状態で辛うじてまとまっている精神構造も，さらに解体が進めば破線も形をとどめず霧散してしまうであろう。それを防ぐために，自然治癒力のはたらきとして，内側から保護膜が張られていく。外部からの刺激のシャワーに応じきれなくなった精神構造は，保護膜が張られるのを待つ間，外部刺激への反応を断念する。そのような形で回復力が生まれてくるのを待つのである（☞図4-10）。

　内側から保護膜が張られてくると，外部からの刺激を侵入させずに振り払おうとする力がはたらく。また一方では，それとは逆向きの，自己の内部が外に出て行かないようにする力がはたらく。その行動の現われが，前者は徘徊であり，後者は自閉である。その真逆な方向にはたらく力が拮抗して，どちらの側にも出られない地点には

まってしまい,「固まってしまう」こともある。奇異な表現に思われるかもしれないが,動作の途中でストップモーションしたままの状態は,まさに固まってしまったように見える。本人はそんな自分の状態を自覚できていて,こちらの話しかけも聞こえている。しかし,からだは固まったまま何の応答もできない。本人の辛さは想像に余りあるが,それでも,その状態に,精神構造が解体の危機に瀕した患者自らが自らをまもろうと必死に保護膜を張っている意味を読み取るなら,否定されるべき異常ではなく,むしろ自然治癒力の発現として評価し,それを保障することが,看護として目指す方向となる。

　応答がなくても患者にはしっかりとした意識があることを肝に銘じてかかわる。

6] 徘徊のケア

　徘徊をやめさせることが看護に求められることではない。それでは,患者の内側からわいている行動のエネルギーが,保護膜としてはたらいていることをみていないことになる。もちろん,身体的疲労や危険を伴うという「問題」を無視するわけではない。それに対しては,看護の焦点を,制止ではなく,徘徊中の安全と安楽にあてるのである。具体的には,歩きすぎて傷んだ足底の保護や,疲労に対して十分な休息を与える,また,栄養状態に気を配ることなどがあげられる。つまり,**消耗しない徘徊**を保障するための看護である。それでこそ,回復過程に沿った看護になる。

具体策　【原則3】から導かれる

❶ フットケア

たとえば　夜寝る前の足浴。足浴を嫌がらないようであれば,その後足のマッサージをするのもよい。洗髪の際の頭と違って,足へのタッチは嫌がらないことが多い。

❷ 休息をとらせる

たとえば　徘徊の途中,疲れが見えはじめたら,お茶(コーヒー,紅茶など,馴染みがあって香りのある飲み物)を準備して,患者の横からすすめてみる。看護師も横並びに腰掛けるとよい。

❸ 栄養補給

たとえば　一定の時間毎に,好きな菓子や飲み物(ビタミン補給にはジュースがが望ましい)をとってもらう。

7] 自閉に対するケア

　行動の現われ方は徘徊とまったく逆だとしても,患者が自分をまもるために自閉しているのだとすれば,そこにも自然治癒力のはたらきを見ることができる。そのよう

な患者に対して活動を強制することは，内側の保護膜が張られていくことを妨げることになってしまう。自閉を問題視するのでなく，眠れるように，食事が正しくとれるように，あるいは排便のコントロールができるように，というのが看護の視点である。自閉的な生活なりに一定のリズムを保つこと，いわば「正しい自閉」が目標になる。

具体策　【原則3】から導かれる

❶ 患者はさまざまな感情を抱え込み，緊張もしている。そのことを思いやり，優しく接する。無理強いはしない。
❷ 睡眠，食事，排泄など生活リズムの維持に気を配る。
❸ 緊張をほぐす。
　たとえば　足浴（患者が拒否しなければ）。甘みのある温かい飲み物をすすめる。

8] 固まった状態に対するケア

　「固まってしまう」ことも，同じように内側の保護膜として考えることができる。精神病理学的にはどう説明されようとも，実際のケアとしては，固まった状態でいることを保障し，その間，自分ではとれない行動，つまり食事，排泄，睡眠，あるいは更衣，清潔など日常生活行動の全介助のケアを徹底することになる。

　患者は，自発的な行動を欠いているが，意識に障害はない。したがって，聴覚に問題がなければ，看護師の言うことはすべて聞こえている。患者が「動けないこと」「できないこと」に対して，否定的・評価的言葉を口にして患者の気持ちを傷つけることのないように注意する。不自然な姿勢を変えるように促したりするのもよくない。

具体策　【原則3】から導かれる

❶ 固まった状態を責めたり，早くそこから脱出させようと強制したりしない。
❷ 基本的生活行動や日常的な行為もできない場合は，看護師が代行する。
❸ 患者は唾液を飲み込めずに，涎を垂れ流さざるを得ないことがあり，それを恥じている場合がある。ティッシュで拭ってあげるなど，細かい気配りが求められる。

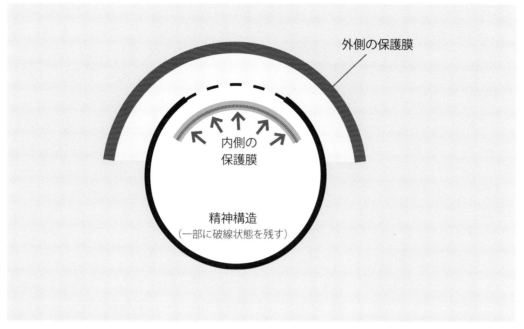

図 6-1 ● 臨界期の看護

2 　臨界期の看護

　やがて，急性状態が過ぎる。回復する力によって，破線状態であった自他の境界が
少しずつつながっていくからである。それとともに，精神構造のまとまり，すなわち
確かに自分自身であることを取り戻していく。しかし，それはまだ不安定で，精神構
造は部分的にはほころびを抱えており，弱々しい。急性状態は脱したようであるが，
寛解とまでは言えないこの時期を，臨界期と呼ぶ。精神構造の円が，実線の部分と破
線の部分が比率を変えながら行きつ戻りつしている状態（図4-11）なのである。

　臨界期の精神構造は，破線状態の修復が進み，一部に破線状態を残した実線の円に
なっている。したがって，この時期に必要なのは，まだ修復されきらずに残っている
精神構造の破線部分に対する保護膜であり，また患者自身の内側からの保護膜のはた
らきを妨げないことである。図6-1はそのイメージである。

■回復のしるし

　急性状態に対する保護膜としての看護が功を奏して，看護師との信頼関係が生まれ
ている。それに伴い，患者が自ずと張っている保護膜としての奇妙な様子もほとんど
消えている。自分の中で起こっていることを他者に訴えることもできるようになり，
看護師との間の疎通性もよくなっている。

　からだに触れることも可能になり，入浴を促すなどのはたらきかけも受け入れられ
るなど，セルフケアのレベルも向上している。

● 臨界期の看護

臨界期の患者の精神構造：一部破線状態（不確か・不安定）

特徴的な症状：不 安 ──➤ 強迫的行動／恐ろしい直観／悪夢

＋

急性状態の消耗は回復していない
──➤ 抑うつ（自殺の危険）

＋

身体症状の出現

> 看護の焦点：心理的不安／抑うつ／身体症状
>
> 看護方針：【原則２】【原則３】に準じる。
>
> ☞ 原則2-b 原則3-b

■特徴的な症状

臨界期には，急性状態での幻覚や妄想，思考奪取や思考吹入など，自他の境界を縦横無尽に行き来していた事柄が，内外に張られた保護膜によって次第に鎮静化する。それに代わって，この時期の患者には，**おそろしい直観**が出現することがある。あるいは**突飛なひらめき**が浮かんだりする。また，**夢**をみることも多くなるようである。さらに，多彩な**身体症状**の現われもこの時期の特徴であり，当然，適切な身体ケアが求められる。

臨界期の患者を特徴づけているのは強い不安である。患者─看護師の信頼関係を基盤にした，不安を和らげるケアが重要な意味をもつ。

■臨界期の看護の原則

看護方針は【原則２】【原則３】をもとに考えるが，急性状態とは異なる患者の特徴と症状に焦点をあてた 原則2-b 原則3-b が適用される。

臨界期を，実際に個々のケースにおいて正確に見定めるのはかなりむずかしい。筆者らも実感に照らしてそう思うのであるが，臨界期の看護こそ，スムーズな寛解を保障するために，また再発や再燃を防ぐためにもたいへん重要なことは確かである。その意味で，精神科看護の力量がもっとも試される時期とも言える（☞第１章, 4 臨界期ケアの重要性）。

臨界期の看護の原則 （主語は看護師）

原則2-b

破線部に外側の保護膜を張る。

原則3-b

強迫的行動，夢，直観などは内側からの保護膜ととらえる。それに伴う強い不安を軽減する。

まずは，**原則2-b** から導かれる看護である。

1］ 身体症状に対して

臨界期には多くの身体症状が出現する。患者は，それを自分のからだに起こっていることとして自ら訴えることもできるようになっている。胸が苦しい，めまい，失神発作，下痢と便秘の繰り返し，時には円形脱毛などが見られる。こうした身体症状には，循環器や消化器系の器質的な疾患，あるいは抗精神病薬の副作用，悪性症候群などが隠れている場合もあるため，その査定がまずは必要であるが，そうした病気が否定されれば，看護師は外側の保護膜として接する。

身体の変調という事態は，急性状態のような恐怖に陥れることはないが，不確かさを抱えている患者は，自分であるという感覚がはっきりしてきたり，ぼんやりと不明瞭になってしまったりすることから，これからどうなってしまうのかという不安を強く感じる。

看護師は不安を思いやり，「心配することはない」こと（必ずよくなるという見通し★4）を言葉で説明する。それとともに，からだにやさしく手で触れるタッチングケアを実践するとよい。たとえば，めまいを起こした患者に対して，足を高くして横になってもらい，足をさすってあげながら，「今の時期によく見られることであり，必ず治まる」と伝えて安心させる。

★4　**見通し**　この頃には時間感覚も回復して，未来を思うことができるようになっている。しかしそのことは，身体症状に対する「なぜ？」（過去）と「どうなる？」（未来）の不安につながる。よくなる見通しは「期待」となって不安を和らげるであろう。

具体策　【原則 2-b】から導かれる

❶ 訴えのある部位をさするなど，からだに触れるケアを行ないながら，よくなっていくという見通しを言葉で伝える。

たとえば

◆ 胸骨部をおさえて「胸が苦しい」と訴えることがよくある。息苦しいのか，重苦しいのか，聞いてもよく答えられない。看護師は，胸のあたりを広範囲にさすりながら，「今の時期によく起こることです。だんだんとよくなる」と伝える。

◆ めまい，立ちくらみ，一過性の失神発作に対しては，足を高くして寝かせ，血圧測定などでからだに触れながら，同様に伝える。足をさすってあげる。

◆ 円形脱毛に対しては，「からだが病気と闘った証拠である。今，その病気がよくなってきている」ことを伝えて，ねぎらう。

❷ 快の感覚が得られるよう，安楽ケアの機会を多くもつ。

たとえば　就寝前の足浴

以下は，　**原則 3 - b**　から導かれる看護である。

2] 強迫的な行動に対して

臨界期の患者には，自分自身に対する「不確かさ」が，まだつきまとっていると考えられる。**自分であって自分でないような感じ**に苛まれるのである。自分がやったこと，たとえば，今薬を飲んだのに，それが定かではなくなる。ナースステーションに来て何度も飲んだか否かを確認する，または自分の手であるのにそうでない気がして手洗いを繰り返す強迫行為がそれである。それらは，むやみに否定すべきでない。自己確認のために行なっているということは，内発的な自然治癒力がはたらいているものと評価する視点をもつ。

看護師は，その訴えに付き合いながら，患者の「自分が自分である」ことを実感できるような支援策を工夫する。たとえば，患者の手に自分の手を合わせてみる。看護師という他者の手をとおして，患者に患者自身の手であることを感じ取ってもらうことを意図してのことである。そこで感じる手の触覚，温かさや冷たさは，患者の内側の保護膜が張られていくのを助けるであろう。

皮膚は，自他を分けるからだの境界であると同時に外界への通路である。自分を実感するためには，見たり聞いたりする方法より，「触れる」感覚を通すのがいい。

具体策　【原則 3-b】から導かれる

❶ 看護師の手を患者の手に合わせてみる。
❷ 薬を飲んだかどうか確認に来る患者に対しては，水が食道を通っていく際の
冷たい感覚を思い起こさせてみる。

3］ 恐ろしい直観，突飛なひらめき

　患者の訴えに対しては耳を傾ける態度で接するが，その内容に対して事実を対置し
て否定したり，議論したりするのはよくない。
　たとえば，「アメリカ大統領の乗った飛行機が墜ちた」と血相を変えて報告に来た
患者★5がいた。静かに受けとめ，横に立って肩や背中をさすっていただけであるが，
やがて落ち着いた。また，ある患者は急にベッドの上に仁王立ちになり「世界が終わっ
た，世界が終わった！」と大声で言い，その後は何事もなかったように臥床した。そ
の時は，看護師が「びっくりしたでしょう」という言葉だけで受け流し，ベッドの傍
らに腰掛けて，しばらく付いていることで事足りた。
　ケアの焦点は，あくまでも患者の不安である。ひらめきや直観の内容に関心を向け
てはならない。

具体策　【原則 3-b】から導かれる

❶ 患者が感じている驚きや，恐怖などの感情を受けとめて，それが和らぐよう
に寄り添う。孤独を感じないように，手を握ったり，肩や背中をさすってあ
げるといい。
❷ 急性状態を脱して新しい段階に入ったこと，回復が進んでいる証であること
を伝える。

4］ 夢

　いいことがあった夢，でたらめな夢，子供の頃の夢などさまざまである。強烈で恐
ろしい悪夢もある。殺人や「閻魔大王」など具体的で嫌な内容であれば患者は不安に

★5　その患者はいわゆる団塊の世代であり学生運動を経験している。日米安保条約反対闘争の時代でもあっ
た。この世代の人にとってアメリカは身にこびりついて離れない言葉なのであろう。そうした背景を思
いやって，本人の驚きとそれに伴う感情を受け入れた。

臨界期の期間

　臨界期を経過する期間は，急性状態の期間よりも個人差が大きい。1週間の人もいれば，数か月を要する場合もある。3か月という急性期の入院期間で，急性状態を抜けることができても，この臨界期までを乗り越えられるとは限らない。

　もちろん，3か月の間に急性状態を早めに抜け，臨界期も乗り越え，寛解期前期に至ってから退院することもないわけではないが，筆者らの経験による印象では，臨界期を乗り越えられないまま退院するケースの方が多いようである。

　臨界期の期間の長短を左右するのは，看護ケアのかかわりの質と量である。「精神科看護の力量が試される」と述べた（☞108ページ）のは，そのことを言ったのである。ところが，実際のところ，臨界期になると，看護師は急性状態のときほど関心を払わなくなるのが一般的な現実である。この時期ほど支持的なかかわりを頻繁に必要とする時期はない，と言ってもいいくらいなのに，である。

　臨界期に，身体接触をいとわず，ていねいな手厚い看護が行なわれることの意味を改めて強調しておきたい。今後，看護の実践課題として取り組まれることを願う。

かられる。楽しい夢と怖い夢の両方を見たと言って報告に来る患者もいる。

　「子犬の夢をいっぱいみた」と楽しそうに話しに来た患者がいた。その場合は，内側の保護膜がしっかりと張られて，もはや幻覚や妄想に邪魔されずに自分の夢を見ることができたと評価できる。看護師は，患者にもそう話して，手を取って一緒によろこんだ。

具体策 【原則3-b】から導かれる

❶ よろこばしい夢なら，看護師も一緒によろこび，患者に回復の実感を味わってもらう。

❷ 悪夢に対しては，前項の❶❷に同じ。

臨界期における療養の場

　臨界期の期間は個人差が大きいということを，療養の「場」からみると，急性期病棟から回復期病棟へ移って臨界期をすっかり経過して退院するケースもあれば，長引いている臨界期の途中で転棟あるいは退院してしまうケースもあるという問題が浮かび上がる。実態は，臨界期の状態のまま療養の場を地域へと移してしまう患者のほうが多いようである。つまり，地域で暮らす統合失調症患者の多くが，寛解以前，臨界期の精神構造の状態にあるものとみられる。

　退院イコール寛解ではないとすれば，退院後の地域でのケアが十分でなければ，精神構造の破線部分は一気に広がってしまう危険が大きい。そして，再燃や再発として病院へと舞い戻ることになる。この繰り返しは「回転ドア現象」と揶揄されている。

　地域に，保護膜としてはたらくケアや生活支援の資源がない場合，筆者らは，臨界期の途中や寛解期前期で退院を急ぐことに賛成できない。寛解期を待たずして退院し，地域で生活している人々を一括りに「慢性状態」ととらえ，「生活モデル」に沿った福祉的支援の必要性を強調することにも違和感を覚える。

　地域での生活と支援が重要なのはもちろんであるが，「治らない」ことが前提にされてしまうことを危惧するのである。精神医療に携わる者としては，まず統合失調症の治療の完遂をめざす実践があるべきであろう。回復過程に沿った看護は，寛解に至るまでの支援でなければならないと考える。

3 ▶ 寛解期の看護

1］寛解期 前期

　寛解期前期になれば，精神構造は実線で描くことができるところまで回復している。この時期の患者は，少しボーッとしている印象を与える。口数は少なく，他者とのかかわりは億劫そうである。この時期に必要とされる看護は，厚みが十分でなく脆弱な精神構造を思いやり，無理な負荷がかからないように配慮しつつセルフケアを支援することである。ボーッと無為にみえたとしても，それは必要な休息であることを理解する。日常生活行動の自立へと駆りたてたり，新しい対人関係へと追いたてたりしてはならない。

■ちょっと変な感じ

　患者が自ずと張っている保護膜も必要がなくなり，身体知覚や時間感覚も元にもど

りつつある。ただ，着ている服の色の組み合わせがおかしかったり，靴下の片方の模様が違っていたり，化粧の口紅が唇からはみだしていたりなどということがあって，まだ「ちょっと変」な感じなのである。しかし，こうしたことも，精神構造の破綻の兆候ではなく，回復に向かっているなかでの患者らしさを伴うエピソードとしてとらえるべきである。

■睡眠の確保

　睡眠時間を十分に確保する。早起きを強いたり，夜間の睡眠導入が困難になるからと昼寝を禁じたり，レクリエーションに無理矢理参加させたりなどということをしてはいけない。あせらず，患者の回復に添っていくことが看護の基本である。

　この時期を抜ける頃になると，患者は自分からホールに出てくるようになり，外の景色をなんとはなしに眺めているといった様子が観察される。

■退院を目標にした看護計画

　はじめは，ただテレビの前の椅子に座っているだけかもしれないが，何度か出てくるうちに，自然に他者と会話するようになる。同室者とも言葉を二言三言交わすようになる。その頃になったら，看護師は，一緒に身の回りを片づけたり，寝具交換や掃除などに誘導する。

　ここまできたら，いよいよ退院に目標を定めたリハビリを開始する。リハビリといっても，SST(social skills training；社会技能訓練)などの訓練を指しているわけではなく，日常の生活に帰ることを，病棟の生活の中であたりまえにめざせばよい。かつてはできていた日常生活行動を元のように自分で行なうようにするのである。外出して日用品を買い求めることや，外泊して家族と過ごしてくることなどが計画されるわけであるが，看護師の重要な役割は，患者が外出や外泊で体験し対処できたことを，彼らの自信や洞察力，他者への信頼の強化につながるような評価としてフィードバックすることである。

　この時期には，服薬を自律的に継続できるようなはたらきかけも必要になる。もうひとつ，家族の問題がある（☞第3章, 3）。

■リハビリのストレス，疲労

　外出や外泊，服薬管理など新しいことへの取り組みはストレスであり，疲労を伴う。したがって，こういった取り組みには必ずマイナス反応があることをも想定し，ストレスや疲労を経減する方法を確認しておく必要がある。

　たとえば，外泊中に定刻の起床や家事の手伝いを強要されることが続くと，外泊から帰った後，高じているストレスのために，椅子を蹴飛ばしたり，他者に八つ当たりすることなどがよく見られる。

　外泊から帰った際には，家庭でのこまごまとした生活ぶりと，その時わき起こった感情などを話すように促す。そして，家庭での時間を過ごせたことをほめ，ねぎらいの言葉をかける。また，帰ってきた直後には，好きな音楽を聴くなど，本人がもっともくつろげる方法で休息をとれるようにする。

> **具体策**　外泊から帰った後は，ストレス反応が出ることを想定しておく。
>
> ❶　「外泊中はどうでしたか？」と，よかったことも，よくなかったことも話せるような問いかけをし，自由度の高い会話をする。
>
> ❷　ストレス反応と考えられる行動があった時には，非難しないで，その行動と外泊先であった嫌なこととの関係に気づけるように，話し合う。
>
> ❸　ストレス反応が出た場合は，他者に害を及ぼすことのない，別の行動に置き換える，あるいは，好きな音楽を聴くなどの患者自身がくつろげる方法をとることを提案する。

2]　寛解期 後期

　寛解期後期の精神構造は，実線でしっかりと描けている円のイメージである。しかし，寛解期前期から寛解期後期への移行時期を特定するのはむずかしい。寛解期後期に入ってしばらくしないとわからない，つまり，過ぎてしまった後で初めて気づく，というのが実感である。端的に「元どおりの人になった」感じが確かな指標である。中井は「消耗感や集中困難は突如消失し，にわかに醒めた人のような印象を与える」と述べている[6]。

　寛解期前期から開始されている外泊などの刺激によって精神構造に破綻が生じない程度に回復したら，退院計画へと進める。この時期から，看護方針として，いわゆる「自我強化」を考える[7]。

★6　『中井久夫著作集 第1巻：精神医学の経験；分裂病』（岩崎学術出社，1984年）p171.

★7　**自我強化**　本書では，精神構造の説明に，心理学的用語である「自我」は使用していない。第4章の冒頭で述べているように，精神構造は心理学的な新概念というわけではなく，統合失調症患者を理解し，看護実践を導くための理論モデルとして考えられたものである。「自我強化」は，一般的に，精神看護の目標・目的としてよく掲げられる言葉であるが，本書が扱う急性期看護の範疇を超えた課題であると考える。患者にとっては，人生の長い時間をかけて取り組むべき壮大な課題であろう。

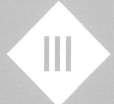

統合失調症急性期看護事例集

精神構造の解釈と看護の実際

事例

1 幻覚・妄想に支配され，自らの言動をコントロールできなくなった患者

プロフィール

A氏 ● 19歳，男性。同胞2名中第2子，姉は結婚し遠隔地に住んでいる。幼少期は，温和で社交的な性格であった。地元の小，中，高校を卒業。高校時代の成績は中位。中学生のとき，制服の汚れや髪の寝ぐせを馬鹿にされて，いじめの対象となる。この頃から他人とのかかわりが消極的になり度々不登校となることがあった。親しい友人はできず，学校ではいつも1人で過ごしていた。両親とは普通に会話することができていた。高校卒業後，進学のため上京，アパートで1人暮らしを始める。

経過・概要

発 病──入院まで

X1年4月，大学入学後は友人を作ろうと数人に声をかけたりしたものの，何を話したらよいのか，うまくコミュニケーションが取れず，「やっぱり自分には何もできない」と思い悩む日々が続いた。大学は休みがちであったが1年目の単位はなんとか取得する。X2年5月頃（大学2年生）から，同級生の楽しそうな話し声が自分の容姿のことを言っているのではないか，悪口を言われているのではないかと気になりだす。次第に，アパートにいても「変な髪型しているな」「そのコップじゃなく，他のコップを使えよ」「変なやつだな」など，どこからともなく自分を馬鹿にする声や，行動を邪魔する声が聞こえはじめた。その声はどこにいても聞こえるので，誰かに監視されていると思うようになる。

そのことを両親に電話で相談したが，「そんなことはあるはずがない」と取り合ってもらえなかった。X2年10月，A氏の訴えが頻回になり心配した父親が，探知機を持参して本人のもとを訪れた。探索したが監視カメラや盗聴器らしきものは見つからず，父親は「お前の思い込みだよ」と伝えた。しかし，A氏は納得しないばかりか換気口や窓ガラスの隙間をガムテープで塞いでしまった。見かねた父親は，一度実家に帰ってくるよう説得したが，「大学の授業もあるし，もう少しこっちで頑張りたい」

と懇願するため，様子を見ることにした。

　2か月後の12月，大学から実家に「A氏が学内で，大声で独り言を言いながら歩いており，声をかけるが'大丈夫です，大丈夫です'と繰り返すのみだった」という電話が入り，両親はA氏のアパートに駆けつけた。その時も，話の途中で急に立ち上がったり，ウロウロと室内を歩きまわったりと落ち着かない状態であった。また，昼夜を問わず声が聞こえるので，緊張や恐怖のために不眠が続いているようであった。食事もしていない様子で，髪は乱れ，衣類の汚れや悪臭もある。ただ事ではないと思った両親はA氏を説得し，その日の深夜，精神科救急の当番病院★C-1であったQ病院を受診。医療保護入院となる。

入院

　診察室では，額に冷や汗をかきながら「声にからだを乗っ取られて，言いたくないこと，やりたくないことをやらされる」と話す。急に腕を振り回し，立ち上がって椅子を倒したりして，言動が落ち着かない。主治医より，「自分で言動をコントロールできなくなっており，心身を休めるためには個室に入り薬の力を借りる必要がある」ことを説明された。A氏は同意し，ハロペリドール5mg＋プロメタジン25mgの筋肉注射を受け，保護室に入室した。

　薬物投与後，その日は昼頃まで入眠した。昼食を配膳すると，お椀を手に持ったりトレーに戻したりを繰り返すが，結局，摂取することができない。それが終わると，箸を折り，お椀を割ってしまった。本人に理由を尋ねると「ごめんなさい，ごめんなさい」とひたすら謝るだけで，それ以上は話さない。汚れて悪臭を放つ衣類を交換するよう促すが，返答はない。

　翌日から，リスペリドン（2mg）2錠*（分2：朝・夕**），ニトラゼパム（10mg）1錠（就寝前）の内服薬が開始となる。

《薬の用量の記載について》

　　＊　1日あたりの使用量

　＊＊　「分2」は「2回に分ける」という意味。

　　したがって，上記リスペリドン場合，「1日の使用量＝2mgの錠剤で2錠。それを朝夕2回に分けて服用する」と解される。以下，用量についてはこの記載法を採用する。

患者理解 ● 精神構造による解釈

　A氏の異変は，多感な中学生の頃に始まっている。元来，温和で社交的な性格だったが，いじめを機に他人とのかかわりを避け孤立するようになる。大学に進学して，唯一の話し相手である両親とも離れ，1人暮らしを始めたことで，孤独感を深めてい

★ C-1　**精神科救急当番病院**　輪番制により各自治体で月毎に決められた救急患者の搬送先病院のこと。輪番制病院以外に，24時間365日救急患者の搬送を受け入れている精神科救急入院料病棟を持つ精神科病院もある。

たA氏にとって，同級生の楽しそうな話し声を聞くことは，ある種の羨望とともに自らの不甲斐なさを感じさせる体験となった。こうした辛い体験が重なるにつれ，細いながらも実線を保っていた精神構造にほころびが生じはじめる。自他の境界が曖昧になり，外部の刺激が勝手に入り込んでくるようになる。その結果，幻覚，妄想が出現し，一気に破線状態の精神構造に陥り，発病したと考えることができる。不眠，食事も摂らないといった基本的ニードの障害も危機に輪をかけている。

外部から考えが吹き込まれることを精神医学では思考吹入と言うが，A氏が診察室の椅子を倒す行動をとったのは，その吹き込まれた考えに従ったのであろう。このように，自分が主体的にではなく，幻覚や妄想によって行動させられてしまうことを**作為体験**★C-2と言う。これらは幻聴という形でA氏に知覚されており，声にからだを乗っ取られて，「言いたくないことを言わされる」「やりたくないことをやらされる」状態なのである。また「誰かに監視されている」という**注察妄想**があり，他人に自分のすべてが見られてしまっているという恐怖心が絶えずある。

幻覚，妄想，作為体験などを伴う急性状態の患者は，その病的体験によって生活全般に破綻をきたす。生活自体が変わってしまうのである。さらに病的体験は患者に強い恐怖心を与えることになり，そうした事態への反応として興奮状態を引き起こすこともある。

看護方針

幻覚・妄想に支配され，自分の言動をコントロールできなくなっている患者の恐怖や辛さを理解し，非侵襲的なかかわりをとおして，看護者は自分を助けてくれる存在であると認識してもらえるような態度・姿勢でかかわる。

◆ 患者の行動（診察室で椅子を倒したり，保護室で箸やお椀を割ったりする）の背景には幻聴の存在がある。患者の行動化が内外に向かう可能性を考慮しながら，患者と看護者双方の安全を考えて行動する。

◆ 外部から吹き込まれてくる考えを軽減させるために，外側の保護膜としての環境を提供するとともに，患者自身の内側の保護膜が張られていくのを妨げないようにまもる。

◆ 病的体験により破綻している生活を立て直すために，十分な睡眠と栄養・水分補給など，生命維持の基本的ニードを満たす。

◆ 患者は向精神薬の服用は初めてなので，副作用に留意する。副作用症状が出現し

★ C-2 　**作為体験**　他人の所為として体験されるもの。「させられ体験」とも言う。作為体験は，考えが干渉される〈思考干渉〉，考えを吹き入れられる〈思考吹入〉，考えを引き抜かれる〈思考奪取〉などの作為思考がベースにある。患者はそのことを自覚することもある。その場合は，自分が自分でなくされるような耐えがたい体験となり，非常な苦痛を伴う。

た際は，その具体的な症状と経過を観察し，医師と連携して，速やかに苦痛の緩和
を図る。

◆ 保護室や閉鎖病棟などの行動制限に関する必要性と，その解除の目安を具体的か
つ丁寧に説明していく。

看護診断

・感覚知覚混乱　　　　　・社会的孤立　　　　　・睡眠パターンの混乱
・思考過程混乱　　　　　・自殺リスク状態　　　・摂食セルフケア不足
・自己同一性混乱　　　　・対自己暴力リスク状態　・入浴／清潔セルフケア不足
・非効果的コーピング　　・対他者暴力リスク状態　・更衣／整容セルフケア不足

看護の実際 ● 具体策，ケアの要点

物理的環境

① 保護室（場合によっては個室）を準備する。

② 危険物になる可能性のある物を置かない。

　理由　患者のからだは自律神経系がうまく作動しておらず，身体知覚の歪みが生じ
ている可能性がある。危険物を危険物として認識できないと，思わぬ事故を引き起こ
す危険がある。

③ 孤立感を深めてしまわないよう，看護師は随時訪問して気づかう。

④ 患者から見える安全な場所にカレンダーや時計を設置する。

　理由　時間感覚の歪みや見当識障害があり，混乱している可能性がある。時間や日
付などがわかることは，サーカディアンリズムの回復にとって重要である。

かかわり方——留意点，心得

① 穏やかに，やさしく丁寧な態度で接する。声のトーンは落とす。

② 看護行為について，あるいは，これから患者にとってもらう行動については，
事前に端的に説明する。

③ 看護者が支援者であることを強調する。

　たとえば　バイタルサインをとる際に，からだの苦痛についても尋ねて，それを緩和す
るケアを実施する。

④ 必要のない会話は控える。妄想や幻覚の内容に関して興味本位に聞きだしたり
しない。それによって生じている恐怖心や，怯え，辛さ，悲しさなどの感情に焦
点を合わせ，そこに共感を示す。

　たとえば　「恐ろしくてたまらないのですね・・・」「それは辛いですね・・・」など。
返す言葉が見つからない時は，傍らで，あいづちを打つだけでもよい。

基本的ニードおよび日常生活行動に関するケア

① 向精神薬の使用で，日中でも眠気が強くなることがある。それに対しては，無理に起こしたりしない。むしろ，十分に睡眠がとれる環境を整える。

② 患者の要求や訴えに対しては，可能な限りすぐに対応する。

　理由 時間感覚に歪みが生じている患者は，今（現在，この時）しかない。したがって「待つ」ということができない。

③ 食事摂取が進まない場合，無理強いしない。患者の好物や飲み物を用意し，食べられるものから摂取するように勧める。

④ 血液データ，栄養状態と脱水の徴候を観察し，必要時は医師と相談する。

⑤ 排泄と，そのパターンを観察する。

⑥ 更衣は，患者の生命維持に直接関係しない状態であれば，無理強いしない。

　理由 着衣は患者にとって自ら張っている外側の保護膜でもある。それを無理やりはがすことは，丸裸にするのと同じ意味をもつ。外から見られているという注察妄想に脅かされている患者には，恐怖以外の何物でもない。

⑦ 入浴などの清潔を保つケアも同様，急いではならない。看護者との信頼関係ができていない時期に，直接，あるいは唐突にからだに触れることは侵入的にはたらく。信頼された看護師が，安心できる環境を保障しながら慎重にすすめる。

問題となる行動に関するケア

① 幻聴が強くある患者は，病棟内の他の患者の発する声や，看護師とやりとりしている声などに敏感に反応する。その時は，ここはあなた（患者）を守るための病院であること，他の患者と看護師とのやりとりは，あなたのことを話しているわけではないということを，はっきりと伝える。また，保護室前では看護師同士の私語を慎む。

② 暴力的あるいは奇妙に映る行動の背景には，幻覚・妄想がある可能性が高い。本人もそれを「普通ではない」「してはならない行為」だと認識しているにもかかわらず，幻聴に圧倒されコントロールを失っているのである。したがって，それを責めてはならない。安全を第一に対策を講じる。

治療に関するケア

向精神薬の副作用に留意して経過を観察する。薬物に変更がある場合には，とくに注意深く観察する。

事例

2 思考の混乱により 疎通性に障害のある患者

プロフィール

B氏●20歳，女性。同胞3名中第1子，高校生と中学生の弟が実家にいる。性格は完璧主義，小さいことを気にすると止まらなくなる。高校卒業後は県外の短期大学に進学し，学生寮で寮生活を始める。家庭内の人間関係は良好。中学生の時，理由ははっきりしないが，2週間学校を休むことがあった。また，夜中に突然，家を出て朝方帰ってくることがあり，理由を聞いても「自分でどこへ行ったのかよく覚えていない」など，記憶が曖昧になるエピソードがあった。

経過・概要

発病

短大1年のX1年10月頃より，とくに誘因はなく突然「いなくなりたい」という感覚に襲われ，急に泣きだすといった症状が出現し，短大近くのクリニックを受診する。うつ病と診断され，抗うつ薬が処方となる。X2年3月には，食事をとることも億劫になり何をする気にもなれず，自分に嫌気がさしてリストカットし，その後すぐに泣くといったことを繰り返す。

短大2年の4月頃からはイライラしたり，部屋の小物を壁に投げつけたり，急に死にたくなるという症状も出てくる。6月には，食事やお菓子を食べはじめると止まらなくなる。食べなくてはならないという思いにかられて，急激に大量の食事をとるという行動が出現した（嘔吐することはない）。

X2年9月，両親が心配し本人のもとを訪ねると，うつろな視線で疎通がとれず。外観も髪や服装が汚れているB氏を見て，クリニックではなく病院に連れて行ったほうがよいと判断し，精神科を受診。本人も同意して，任意入院となる。

診察室で

診察室では，「昨日，何をしていたのか，何を着ていたのか，などがはっきり思い

出せないことがある」と，時々記憶が曖昧になるということを話す。リストカットについては「どうしてなのかはうまく説明できない」。「外出すると周囲の視線が気になる，スーパーのレジの人も自分を悪くみているようで怖かった」などと話し，そういう場面では動悸，呼吸困難感を生じることがあるという。また「悪口を言われているような気がする」と言うが，幻聴については否定する。会話中はどこか上の空で，疎通の取れない場面もある。

　主治医より「まずはゆっくり休養することが必要で，そのためにお薬を調整していくこと」が説明される。病室はナースステーションに近い個室があてられた。

入院後

　主治医は，思考の混乱や，まとまりを欠く言動，被害関係妄想様の訴えがあるため，暫定的に統合失調症と判断し，主剤を抗うつ薬から抗精神病薬に変更した。内服薬は，オランザピン5 mg（夕），ブロチゾラム 0.25 mg（就寝前）が開始となる。

　入院後は，自室で臥床していることが多く，食事以外は他患者のいるデイルームにはほとんど出てこない。また，壁をこぶしでドンドンとたたき続けることがあり，看護師が理由を尋ねても，「わからない。うまく言えない」と言う。洗面や更衣の促しには応じるが，顔を濡らしたまま拭き取らなかったり，時間がかかったりして集中できない様子。看護師が声をかけても反応しないことがある。

患者理解 ● 精神構造による解釈

　B氏の異変は，中学生時代に始まっていた可能性がある。理由もなく学校を休む行動や，突然，夜中に家を出て帰ってきた後，「どこに行ったのか覚えていない」などの記憶が曖昧になるエピソードは，精神構造の自他境界の曖昧さを想起させる。幻覚・妄想などの際だつ症状はないので周囲は気づきにくいが，B氏の細い実線の精神構造は，隙間ができたり閉じたりを幾度となく繰り返してきたと考えられる。

　短大生となり親元を離れて生活したこと，また寮での集団生活は，B氏の性格傾向（完璧主義，気にすると止まらなくなる）をふまえると，相当ストレスフルなものであったことは想像に難くない。それがリストカットや，「食べなくてはならない」という強迫観念による食物の大量摂取につながったのであろう。明らかな幻聴ではないが「悪口を言われている気がする」という妄想気分があったことも推測される。視線に対する恐怖感は，動悸や呼吸困難感などの身体症状として患者に知覚されることもある。

　自他の境界が曖昧なため，外部からの刺激が否応なしに入り込み，それに支配されているか，あるいは内部と外部が入り交じって，B氏の内部はいっぱいになった状態である。いわゆる外部刺激の侵入による思考の混乱である。そうなってしまうと，他者からかけられた声が実感を伴って聞こえなくなる。洗面や更衣に集中できなかったり，看護師の声かけに反応しなかったりするのもその影響による。

　内と外が入り交じっているB氏の思考は，通常の私たちの理路とは異なる独特のものとなっており，言葉を返そうと思っても，自分にしか了解されない，どのように話してよいのか，言葉がみつからない。それゆえB氏は「うまく言えない」のであろう。疎通性のなさにはそうした事態が潜んでいる。

　食事の時以外自室で臥床しているのは，外部からの刺激を遮断しようとする行為である。すなわち，B氏の内側で保護膜が張られようとしているのである。

看 護 方 針

　思考が混乱している場合，吹き込まれる思考内容や理路に従う行動は自己破壊的であることが多い。加えてB氏には疎通性の障害もある。B氏は**希死念慮**を抱いて**リストカット**を繰り返し，壁をこぶしでたたく危険な行為も見られる。外部から侵入してくる刺激によって内部がいっぱいになり，また，強迫観念にかられてのことであろう。うまく疎通がとれなくとも，思考内容や理路に想像力をはたらかせ，B氏の苦しさや恐怖を受け止め，安全を守る必要がある。

　混乱からの消耗が激しいことをふまえ，食事や清潔など日常生活行動の支援を行なう（外側の保護膜を張る）。

　自室で臥床しているのは，外部刺激に対する自衛のための内側の保護膜であることを念頭に置き，それ自体を妨げることはしない。

看護診断

- 自殺リスク状態
- 対自己暴力リスク状態
- 対他者暴力リスク状態
- 感覚知覚混乱
- 思考過程混乱
- 自己同一性混乱
- 社会的孤立
- 非効果的コーピング
- 摂食セルフケア不足
- 睡眠パターンの混乱
- 入浴／清潔セルフケア不足
- 更衣／整容セルフケア不足

看護の実際 ● 具体策, ケアの要点

物理的環境

① ナースステーションから観察可能な個室を使用する。

② 壁をたたき続けるなどの危険な行為がある場合は，保護室を使用する。希死念慮がみられる時も同様。

③ 身の回りの環境からは，危険物となり得る物品は排除する。

　　理由　希死念慮が強いと割り箸1本でも自傷のための道具となる。食事が済み次第，速やかに回収する。

かかわり方──留意点，心得

① 患者の反応がなくても，清潔援助などが受け入れられるなら，患者の傍らで一緒の時間を過ごす。

② うまく言葉にできないことや反応できないときは，焦る必要はないこと，必ずまとまりがついてくることを言葉で保証する。

③ 患者が了解できない事柄に対して，急かしてはいけない。

④ 自傷や衝動行為に対して道徳的評価を下さない。そうせざるを得ない患者の気持ちを否定しない。

基本的ニードおよび日常生活行動に関するケア

① 食事やお菓子などを強迫的に食べる行動があった場合，早食いによる窒息はないか，食べすぎてはいないかなどを観察し，危険がなければ傍で見まもる。

　理由　セルフケアに対する援助は，患者の生命の維持に直接関係しない状態であれば，無理強いをしない。

② 洗面，更衣，入浴，洗濯など，患者自身が行なえていないセルフケアを確認し，不足している部分については，ひとつひとつ説明し，本人の了承を得ながら援助する。

問題となる行動に関するケア

① どのような時に自室で臥床しているのか，その時間帯や前後の行動を観察して，患者の内面に生じていることを洞察する。

② 患者の内的思考がはっきりとつかめない段階では，患者の行動から常時目を離さないようにし，危険を回避する。定時以外にも頻回な観察を心がける。

③ 患者の気分や言動に変化がある場合は，その前後の事柄を検討し，次の行動の変化に留意する。

④ 看護師は，自傷や衝動行為に注意を向けるあまり，監視されていると患者に受けとられないように気をつける。

⑤ 患者が身体症状を訴えた際は，原因となる身体疾患の可能性が否定されたなら，幻覚，妄想など，思考の混乱を示す兆候ととらえ，その前後の行動を観察し，ストレスの誘因を探る。

事例

3 躁状態で，感情のコントロールが困難な患者

プロフィール

C氏 ● 25歳，男性。同胞2名中第1子。幼少期の性格は温和で，どちらかというと引っ込み思案な子であった。地元の小，中，高校を卒業。高校は有数の進学校であった。大学進学を機に上京。大学卒業後は都内の広告会社に勤務する。仕事は忙しく深夜まで残業することも多かった。職場の人間関係は表面上良好だが，同僚は全員ライバル意識が強く，噂話や上司の左遷情報が飛び交うところであり，両親には「みんな競争意識が強く，人間関係が複雑な会社だ」と電話で話していた。両親は，息子の性格を考えると，今の職場は向いていないのではないかと思っていた。

経過・概要

発病

　X1年3月，C氏は仕事上の失敗で取引先の会社とトラブルを起こし，自社に100万円を超す損害を与えてしまう。本人は相当ショックを受けたようで，「もう出世はできない」と両親に電話で話している。5月頃からは，人目を避けるように朝早く出勤してはすぐに外回りに行くようになり，同僚と話す機会が減っていった。ブツブツと独り言を言っては天を仰ぐ様子など，奇異な行動も見られるようになる。

　同年12月，営業先から帰る途中，道路わきの電柱に社用車をぶつける自損事故を起こす。頭部打撲と右足裂傷を負い3週間の入院加療となる。事故について，「頭の中がゴチャゴチャしていて，気がついたらぶつけていた」と上司に話した。X2年1月，会社に復帰したC氏は，これまでの遅れを取り戻そうと休憩時間も惜しむように仕事に没頭する。C氏の仕事ぶりを心配した同僚が，「少し休んだほうがいいのではないか」と声をかけると，C氏は「俺を陥れようとしているのか」と，これまでに見せたことのない表情で怒鳴ることがあった。次第に，同僚の仕事に対して「こんな仕事はすぐにできる」と言って手を出してきたり，言われてもいない仕事を勝手に行なったりするなど，まとまりのない行動をとるようになる。

X2年2月Y日の深夜，アパートの住人から，C氏が音楽をかけ大声で歌っているという通報があり，警察官がかけつけると，まとまりのない言動と易怒的な状態のため，警察官付き添いで精神科救急当番病院を受診した。担当医より家族に電話連絡し，入院手続きは後日行なうことを確認し，医療保護入院となる。

入 院

診察室では，「俺の仕事を邪魔するやつがいる」「ゴチャゴチャとうるさい」など，被害的で幻聴を思わせるような言動がある。また，入院治療の必要性を説明されるが，「自分はなんともない，早く帰らないと」と落ち着かない状態であった。担当医から，今は休養する必要があること，また，今回の入院は家族の同意による医療保護入院であることが説明された。

看護師の誘導で急性期治療病棟の個室に入室する。医師の指示で，看護師が2人付き添い，ハロペリドール5 mg＋生食100 mlの点滴を施行した。点滴後，2時間程入眠したが，早朝より覚醒している。

朝食時は，「おなかは，まったく空かない」と言って，自分の食事にはいっさい手をつけない。同じ食堂内で食事をしている他患者が食べ終わった食器を下げたり，テーブルを拭いたりしながら多弁に話しかけるなど，落ち着きなく動き回っている。

日勤の受け持ち看護師が自己紹介にいくと，「今日退院します」と言い，入院の必要性を説明しても納得せず，看護師に詰め寄る場面もあった。

入院の手続きに来た両親にも「俺が仕事しようとすると後ろから声を出して邪魔するやつがいる」などと被害的な言動があり，両親は，「こんなに怖い顔をした息子を初めて見た」と動揺している。

主治医診察後，オランザピン（10 mg）1錠（夕），ニトラゼパム（10 mg）1錠（就寝前），バルプロ酸ナトリウム（200 mg）2錠（分2：朝・夕）の内服薬が開始となる。また，興奮や不穏状態が続く時はリスペリドン内用液1 mlの指示が出る。

患 者 理 解 ● 精神構造による解釈

元来，温和で引っ込み思案のC氏にとって，他者との競争や複雑な人間関係を求められる職場環境は心理的に相当ストレスフルであったと考えられる。そうした環境下での仕事上の失敗は，自己の存在そのものを大きく揺るがす体験となった。これを契機に，人目を避けたり，独語を言いながら天井を仰いだりするようになる。精神構造の一部にほころびが生じたのであろう。

そのような時に自動車の自損事故を起こしてしまったことが，2つ目の大きな契機となる。「頭の中がゴチャゴチャしていて，気がついたらぶつけていた」ということから，事故以前に何らかの思考の混乱があったものと推察する。いずれにせよ，この事故のショックによってC氏の精神構造のほころびは一気に進み，全周が破線で描かれる危機的な状態に陥ったと考えられる。入院時のC氏の状態は，幻覚・妄想を伴

う躁状態である。

躁状態の精神構造では，自他の境界の破れ目を通ってさまざまな考えが一気に入り込むために，精神医学で言うところの**観念奔逸**という事態にさらされる。次から次へと入り込む考えに左右されて感情のコントロールができなくなってしまう。刺激の洪水のような状態が感情をエスカレートさせ，易怒的にもなる。多弁で落ち着かない。

さらに，自分自身が曖昧になっているため，身体知覚や時間感覚の歪みも生じている。空腹や眠気なども感じなくなり，時間は今しかなくなって「待つ」ことができない。このような状態は，本人の自覚がないまま，からだに激しい消耗をもたらす。

看護方針

患者は，次々と侵入してくる外部刺激に対して，感情や行動のコントロールが困難になっているということを念頭に入れてかかわる。まずは，静かな物理的環境を整え，人的環境も穏やかなものにすることが基本となる（C氏は個室入室）。とにかく「刺激しない」ようにすることが重要である。

また，エスカレートした感情に伴う行動化を警戒し，安全に対処する方法を心得ていなければならない。身体的消耗を防ぐ必要もある。

看護診断

- 感覚知覚混乱
- 思考過程混乱
- 防衛的コーピング
- 対他者暴力リスク状態
- 対自己暴力リスク状態
- 社会的相互作用障害
- 言語的コミュニケーション障害
- 摂食セルフケア不足
- 入浴／清潔セルフケア不足
- 更衣／整容セルフケア不足

看護の実際 ● 具体策，ケアの要点

物理的環境

① 個室を準備する。デイルームのような，他の患者が多く集まる場所から離れた刺激の少ない場所を選択する。

② 他者に対する攻撃や興奮がエスカレートしそうな場合は，保護室を使用する。

かかわり方——留意点，心得

① 患者の落ち着かない状態に調子を合わせてはいけない。看護師はあくまでも落ち着いた物腰で，声のトーンを落として接する。

② 患者の切迫した話し方にも決して同調しない。ゆっくりと頷きながら，患者の言葉を反復したり，要約したり，順序立てたりしながら，患者の感情と思考の整理を手伝う。

③ 患者の訴えに対しては，復唱・反復するなどしてまずは受けとめ，説得に努め

ることはしない。

> たとえば 「退院したいと思っているのですね」

④ 要求がエスカレートするようであれば，すぐに主治医に連絡し，相談した上で答える。具体的には，
  - 主治医が説明にあたる
  - 退院できないことに不服なら，「申し立て」の手続きがあることを伝える

など。

⑤ 他患者とトラブルを起こさないように気をつける。他患者が困惑している場面があれば，声をかけ，患者の意識を看護師に向けるようにする。

⑥ 患者に対して指差しをしたり，視線をじっと合わせたりしない。

> 理由 それらは患者に侵入的にはたらく。

基本的ニードおよび日常生活行動に関するケア

① 水分（飲み物）や食事は，患者の落ち着いた頃合いをねらって勧めてみる。

② 多弁で落ち着きのない時の飲食は，むせたり，誤飲したりすることがあるので気をつける。

③ 血液データから，栄養状態と脱水の徴候を観察し，必要時は医師と相談する。

④ 睡眠を確保する。動きが鈍くなるなど眠気が見られる時には，かかわりを控え，入眠を妨げないようにする。

⑤ 1人での入浴は危険である。他患者と一緒にすることも刺激的にはたらく。看護師が付き添い，見まもる。

⑥ 患者の要求や訴えに対して，できることは可能な限りすみやかに応じる。

> 理由 患者の時間には今しかない。ゆえに「待てない」。

問題となる行動に関するケア

① とくに差し障りのない，他患者の迷惑にもなっていない行動については，制止せずに静かに見まもる。

② 患者が落ち着いている時期を見計らって，患者の了承を得て，呼吸法（深呼吸）や漸進的筋弛緩法など，からだの知覚を意識できるようなケアを試みる。

③ 感情をエスカレートさせる原因は何か。患者の反応から推測する。

④ 感情がエスカレートし，暴力行為に変化しそうな場合は，患者から離れ，他の看護師の応援を求める。

> 理由 看護師自身の安全をまもらなければならない。

治療に関するケア

① 疎通性は保たれており，受け入れられていく可能性があるので，言葉による説明は，あきらめずに何度も行なう。

②　薬物療法について，本事例では，抗精神病薬のほか，気分安定薬（mood stabi-lizer）であるバルプロ酸ナトリウムが併用されている。重大な副作用に肝機能障害，黄疸，脂肪肝，また高アンモニア血症を伴う意識障害が現われることがある。定期的に血中濃度（50〜100μg / ml 範囲内）をモニタリングする。

事例 **4** 引きこもりから，亜昏迷・昏迷状態をきたした患者

プロフィール

D氏 ●21歳，女性。1人っ子として育つ。幼少期はおとなしいが，友人との交流はそれなりにあった。学業成績は中位。地元の高校を卒業後，H市にある保育専門学校へ進学して1人暮らしを始めた。2年生になった頃，詳細は不明だが突然，「周りの人とは合わない」と言って退学し，実家へ戻った。実家では食事やトイレ，冷蔵庫に食品を取りに来る以外は，ほとんど自室に引きこもっている。

経過・概要

発病

　両親は，D氏の人が変わった様子に，専門学校で何か人間関係にトラブルがあったのであろうと思い，少し休養すれば元の彼女に戻ってくれるだろうと考えて，あまり干渉せずに様子を見ていた。そうした生活が1年程続いたが，D氏の様子は変わらず，それどころか次第に食事も取りに来なくなったので，母親が食事を自室に届けるようになる。また，髪はぼさぼさで，声をかけないと衣類も着替えないなど，活動性も低下していった。

　心配した両親が市役所に相談。相談員から市内の精神科クリニックを紹介され，母親同伴で受診する。クリニックからは，抗うつ薬と抗不安薬が処方されたが，飲んだり飲まなかったりの状態であった。

　通院して3か月が過ぎたあたりから，一日のほとんどをベッドの中で過ごすようになる。食事も，食べたり食べなかったりと摂取量は減っていった。また，「誰かが自分の悪口を言っている」と言ったり，「やだやだ，来るな！」と何かに脅える様子など，言動に変化がみられ，母親が話しかけてもどこか上の空で疎通性が悪くなる。両親は通院先の医師に相談し，医師から入院施設のあるQ精神科病院を紹介された。1週間後の受診予定を本人に伝えたが，反応はなかった。

　受診予定の前日，Ｄ氏は突然，自室で奇声を上げた。驚いた両親がすぐに部屋に駆けつけると，Ｄ氏は，急にベッドから立ち上がったかと思うと，今度は脱力してそのまま床に倒れ込むなどの行動をとる。両親が救急車を呼び，Ｑ病院に搬送される。

入 院

　診察室では，身体を前後左右にゆすったり，両手を挙げたまま数秒保持したりする奇妙な仕草や，手をパチパチたたくのを繰り返す常同的行動があった。担当医が声をかけるが，反応はなく疎通はとれない。担当医からＤ氏と家族に対して医療保護入院についての説明がなされ，急性期治療病棟の個室に入室となる。その日はリスペリドン内用液1 mlを内服した。

　翌日，主治医と看護師が訪室すると，部屋の天井を向いて突っ立っている。この時も無反応で，水を飲ませてみても口角からこぼれてしまう。主治医は昏迷状態を疑い，ジアゼパム（5 mg）の筋肉注射を1日2回（朝・夕）を施行することにした。

　ベッドに臥床したまま動かなくなり，食事・水分も摂取できなくなったため，末梢血管を確保しリンゲル液（500 ml）3本が24時間持続点滴で開始となる。

　入院3日目，発語はないが，呼名に開眼し視線を向けることができるようになる。また，水を口元へもっていくと飲めるようになったため，オランザピン（口内崩壊錠10 mg）1錠（夕）の内服が開始となった。

［身体測定］
身長：155cm，体重45kg，BMI：18.7
体温：37.2℃，脈拍：96回/分，血圧：130/78 mmHg，呼吸数：20回/分。

患 者 理 解 ● 精神構造による解釈

　Ｄ氏は，専門学校2年生の時「周囲の人とは合わない」と言って，突然退学した。それ以後は人が変わったように，引きこもりの生活が始まる。原因はわからないが，Ｄ氏の精神構造は，この頃すでにほころびはじめていたものと考えられる。

　引きこもりは，解体しかけた精神構造をまもるためにとっている行動である。閉じこもっている自室は，Ｄ氏が自ずと張っている外側の保護膜である。しかし，精神科クリニックに通院するようになった頃から，もはやその保護膜では足りず，「誰かが自分の悪口を言っている」「やだやだ，くるな！」など，幻覚や妄想という形で外部刺激の侵入を受けるようになる。その間，Ｄ氏のなかでは治癒力がはたらき，内側の保護膜が張られつつある。しかし，まだ途中であって，外部刺激のシャワーをうまく処理するのはむずかしい。精神構造の境界面では，Ｄ氏と外部刺激との攻防戦が繰り広げられていると考えられる。そして，内側の保護膜が十分に張られるまでの間，外部刺激に対してまったく反応しないという形での「自己防護策」がとられることがある。すなわち，昏迷・亜昏迷状態である（☞第4章, 3-5）。Ｄ氏の急に倒れ込む行動や診察時の無反応は，そのような状態として解釈できる。

診察時の奇妙な仕草や，手をパチパチたたくのを繰り返すなどの行動は，精神医学では衒奇症★C-3や常同症★C-4と言われるもので，統合失調症の人に多いとされる行動である。いずれにせよ，外界の刺激が遮断されてはいないので，看護者や他の医療者の声なども言葉どおりに入っていて理解している。しかし，それに対して自分の意思として応答することが不可能な状態で，反応することができないのである。

D氏はまったく動かなくなり，臥床したまま食事も摂れなくなった。こういった行動や思考の停止も，D氏において，内側の保護膜が張られつつあることを意味する。

看護方針

外界の刺激のシャワーをシャットアウトし，物理的・人的環境を外側の保護膜として機能させる。動かない固まった状態を，内側の保護膜が張られているととらえ，それが張られていく間，食事摂取や水分補給など，生命を維持するためのケアを中心に援助していく。

看護診断

- 思考過程混乱
- 非効果的健康維持
- 言語的コミュニケーションの障害
- 社会的相互作用障害
- 社会的孤立
- 栄養摂取消費バランス異常：必要量以下
- 摂食セルフケア不足
- 入浴／清潔セルフケア不足
- 更衣／整容セルフケア不足
- 排泄セルフケア不足

看護の実際 ● 具体策，ケアの要点

かかわり方―留意点，心得

① 患者からの反応がなくても，必ず看護師としての配慮や関心を伝えながらかかわる。

② 患者の前で私語は厳禁。

　理由　患者には聞こえていて，意味も伝わっている。

基本的ニードおよび日常生活行動に関するケア

① 日常生活行動全般について介助する。

② 声かけは，必ず具体的な意味内容が伝わるような言葉を添え，今はできないが，必ず1人でできるようになることを言葉で伝える。

　たとえば　体位変換時の援助では「横になってください」「腰を上げてください」など

★C-3　衒奇症　衒奇とは「わざとらしさ」のこと。話，書字，服装，身振り，態度，行動が自然でなく，芝居がかっていたり，ひねくれていたり，わざと奇妙にしているように見える。

★C-4　常同症　ある行動，身振り，姿勢，言葉が同じ形で何度も繰り返されること。手を叩く，ぐるぐる回ることなどがよく見られる。

と指示を言葉にする。清拭時に，「暖かいですね」と身体感覚をはたらかせる声をかけるのもよい。終了時には「協力してくれてありがとう」と感謝の言葉を添える。

③ 食事の際は，嚥下状態を確認するため，最初は水分から始める。摂取できるようであれば，ゼリー状のものや，やわらかい物から順次とるようにする。

④ 嚥下機能が回復していないようであれば，無理に経口摂取をすすめない。

> **理由** 患者は抗精神病薬も服用しており，誤嚥性肺炎の防止に十分留意しなければならない。

⑤ 排泄に関しては，後始末などで患者に羞恥心を抱かせないように配慮する。

⑥ 本人が能動的に行動しなくても楽しめるものを提供する。

> **たとえば** 好きな音楽を聞かせる。

その際，反応によく注意する。嫌な様子がみられたら，すぐに中止する。

> **理由** それは侵入的な刺激として作用している。

⑦ 最初は全介助でも，少しでもできる部分が出てきたらセルフケアをふやしていく。ただし，急がせてはならない。

⑧ 血液データと体重（BMI 値の変化）などにより，栄養と水・電解質の状態をアセスメントし，対策が必要な時は医師と相談する。

患者の行動に関するケア

① 患者が何を行なおうとしているのか推測できる場合は，看護師がそっと代わって行なう。また，その行動を言語化して，本人の行動を促すことを試みる。

② 患者が行なおうとしていることが推測できない場合は，問いただしたりせず，しばらくそのまま様子を観察する。

③ 様子を見ても動きが出てこない場合は，身体にやさしくタッチしながら，今はできなくても必ずできるようになることを言葉で伝える。

④ 患者は，できない自分を情けなく思ってしまい，涙を流すこともある。看護師はそのような気持ちを考えて支持的に接し，元に戻ることを保証する。

治療に関するケア

① 薬物は，必要性を十分に説明したうえで，本人の手に持たせ，自分で口にもっていけるかどうかを確認する。できないようであれば，看護者が服用させることを口頭で伝えてから飲ませる。

② 患者は，オランザピンの服用を開始しているが，重大な副作用として悪性症候群がある。高熱，CK の上昇，筋強剛（歯車様筋強剛）は悪性症候群に特徴的な症状であるため，出現時は速やかに医師に相談して対処する。

事例

5 陽性症状が表面的には目立たないが，幻聴が活発な患者

プロフィール

E氏 ● 20歳，女性。1人っ子。両親は共働きで忙しく，E氏は幼少の頃から近所に住む母方の祖父母のもとで過ごす時間が多かった。祖父母によると，幼少期は人見知りをする子で，近所の子どもたちにも馴染めず，1人で過ごしていることが多かった。

地元の小中高校卒業。中学生の頃，学校で嫌なことがあると，帰宅後1時間ほどトイレにこもることがあった。そのような日は祖母が本人の話をゆっくり聞いていたという。高校卒業後は市内の化粧品関連会社に就職し，両親のいる実家から通っていた。同僚とは職場以外での付き合いはほとんどない。

社会人になってからも，祖母にいろいろと愚痴を聞いてもらっていたという。両親との関係は良好だが，相談相手は祖母が中心であった。

経過・概要

入院までの経過

就職して2年目となるX1年4月，E氏は新入社員の指導を任されることになった。新入社員は快活で何でも話すタイプ。ただ，プライベートなことまで聞いてくるのでE氏は苦手意識を感じていた。X1年6月Y日，その新入社員が仕事上のミスをして，E氏は上司に指導力不足を指摘される。E氏は「教え方がわからない，相談できる人もいないし」と祖母にこぼしていたという。その後も，うまくかかわることができず，新入社員との関係もギクシャクしてくる。新入社員も他の社員に仕事を教えてもらうようになり，E氏は次第に職場内で孤立していく。

X1年10月頃，「職場に行くとみんなが自分を冷たい目で見る。陰で悪口を言われている。行きたくない」と頻回に祖母に電話するようになる。また同時期に，その祖母が肺炎と糖尿病の悪化で入院してしまう。幸い短期間で退院できたものの，この入退院を機に，E氏は「私がおばあちゃんに心配かけたせいだ」と言って落ち込み，10月末には誰にも相談せずに退職した。

　退職後は，実家の部屋に閉じこもり，昼間でもカーテンを閉め切って薄暗い中でじっとしていることが続いた。祖母が訪問し，声をかけても黙り込んで返事をしないか，あるいはそばにいるのに気がつかないのか，しばらくしてから「あっ来ていたの？」と，ビックリした表情をすることがあったという。食事や着替えなどはできていたため，家族も「しばらく休めば元気になるだろう」と思っていた。

　X2年1月になると，E氏は，一転して「外に出て歩かなければ」と言いだし，近所に買い物に出かけるなど，行動的になる。家族は急な行動の変化に少し驚いたが，元気になったのだろうと考えるようにしていた。

　X2年2月Y日，E氏はショッピングモールの階段から足を踏み外して階下に転落し，救急車で救急病院に搬送される。救急病院では，右足関節の捻挫，腰部打撲の診断で，右足首をテーピング固定し，2，3日は荷重不可となるが，E氏はすぐさまテーピングを剥がし，立ち上がって帰ろうとしたり，急に黙り込んだりと様子がおかしかった。迎えにきた祖母にも何も話さないため，担当した医師から精神科病院の受診を勧められた。

　その夜，祖父母を含む家族で相談し，母親と祖母に付き添われQ病院を受診，診察後，任意入院となる。

入院

　診察室では，医師の問いかけに，時折顔を下に向け黙り込んだかと思うと，ハッと我に返ったように聞き返すなど，どこか集中力に欠ける面がみられる。よくよく聞くと，今回は階段から転落したが，その数日前には，自転車と接触して転倒したこともあったという。その際のことを，E氏は「なんか入ってくるの。よく聞き取れないけど・・・」と言う。

　医師は，E氏と母親に「精神的な病気の可能性もあり，心身の安静のためにも入院して治療したほうがよい。その際，抗精神病薬を使用する」ことを説明した。病室は，E氏の行動を密に観察する必要性を考慮し，ナースステーション近くの個室があてられた。

　医師は，暫定的ではあるが統合失調症と診断し，以下の薬剤を処方した。

内服薬：アリピプラゾール（3 mg）2錠（分2：朝・夕），ブロチゾラム（0.25 mg）1錠（就寝前）

　不穏・落ち着かないとき（屯用薬）：リスペリドン内用液（1 ml）1日3回まで

　不眠時：トラゾドン塩酸塩錠（25 mg）1錠

入院後の経過

　入院後は，他患者に話しかけられると緊張するようで，片言の返答のみで，そそくさと自室へ戻っている。看護師の話しかけには「大丈夫です」と言うが，それ以上会話は続かない。

　病室に1人でいるときは，時折，耳元を手で押さえ，何かにうなずく姿がみられる。

夕方になると，険しい表情で廊下を早歩きしたり，1～2時間トイレにこもったりする行動がある。その都度，リスペリドン内用液の服用を促す（ほぼ1日1回のペースであった）。夜間は臥床しているが，時折体動があり，その時にはトラゾドン塩酸塩錠の追加服用もある。

食事は，1/2～2/3量ほど摂取できており，洗面・入浴は自立している。

患者理解 ● 精神構造による解釈

1人っ子で近所の子どもたちにも馴染めず，対人関係に乏しく育ったE氏の精神構造は，自他の境界が育ちきらずに，細い実線で描かれる状態であったと考えられる。中学時代のトイレにこもる行動は，脆弱な精神構造がストレスによって破綻してしまわないように，まもろうとしていたのであり，それを外側の保護膜として支えてきたのが祖母の存在であった。

E氏の異変は，新入社員の指導を任された頃から始まる。プライベートのことまで聞いてくる新入社員の存在は，E氏にとって脅威と映ったにちがいない。そのうえ，上司から指導力不足を指摘され，途方に暮れて，会社内では誰にも相談できずに孤立していった。「みんなが自分を冷たい目で見る。陰で悪口を言われている」という言動からは，その孤立感が伝わってくる。

細い実線の精神構造のまとまりをかろうじて保っていたE氏であったが，外側の保護膜として機能していた祖母の入院を契機に崩れはじめる。退職し，実家の部屋に閉じこもったのは，外部刺激の侵入から自らをまもるための保護膜を必要としたからである。祖母が訪問した際，黙りこんだかと思うと，急に我に返ったように反応する行動などは，外部から入り込む刺激の対応に精一杯であったことをうかがわせる。

自転車との接触事故や階段からの転落事故は，E氏自身はまだ言葉にはできていないものの，幻覚（幻聴）の存在が背景にある。表面上は陽性症状が目立たないが，実際は，E氏は外部からの刺激に侵入されつづけていて，周囲の環境に注意が向けられないでいたのであろう。入院時のE氏の精神構造は，細い円周線の所々に破れ目が生じた状態であったと考えられる。

入院後，険しい表情で廊下を早歩きしたり，トイレに引きこもったりするなどの行動は，外部からの刺激に対するE氏自身が張る内側の保護膜の意味がある。

看護方針

表面的に陽性症状は目立っていないものの，患者は，侵入してくる外部刺激を処理することに精一杯になっていて，周囲の環境に注意が向けられていないということを念頭に置く。

入院後、E氏には内側の保護膜が張られつつあることから、それを妨げないよう見まもる。

患者の言動を注意深く観察し，安全な療養環境を提供していく。

看護診断

- 感覚知覚混乱
- 対他者暴力リスク状態
- 社会的相互作用障害
- 思考過程混乱
- 自己同一性混乱
- 社会的孤立
- 対自己暴力リスク状態
- 非効果的健康維持

看護の実際 ● 具体策，ケアの要点

物理的環境

患者の行動が観察できるよう，ナースステーションから観察可能な個室を用意する。

患者の行動に関するケア

① どのような時に患者の緊張が高まるのか，その時間帯や前後の行動を観察して，患者の内面で生じていることを洞察する。

② 患者の行動をよく観察し，危険を回避する。不定期かつ頻回な観察を心がけるとともに，患者に対して侵入的にならないよう，そばで見まもるよう接する。

③ 患者の気分や言動に変化がある場合は，その前後の事柄を検討しながら，次の行動の変化に留意する。

④ 廊下を早歩きしたり，トイレに閉じこもったりする行動は，患者自身の内側の保護膜であると考え，その行動を妨げない。ただし，他患者や本人に危険はないか，また長時間続くことによる疲労の度合いを確認し，適宜，休息を入れるよう促していく。

⑤ 院内，院外の外出時は，しばらく看護師または家族が付き添い，危険の回避に努める。

治療に関するケア

① 患者の経過を観察し，統合失調症と確定診断された際は，医師より家族に十分な説明を行なう。患者本人へは，回復過程を考えて，タイミングを見計らって説明する。

② 主剤の非定型抗精神病薬（アリピプラゾール）は錐体外路系の副作用が少ないが，アカシジアが出現することはある。E氏の行動を，副作用による身体的な不快感の観点からも見極めていく必要がある。リスペリドン内用液の頓服もあるため，あわせて観察し，その苦痛の緩和に向けた援助を行なう。

事例
6 興奮が激しく攻撃的で，
治療・ケアに抵抗が強い
患者

> **プロフィール**
>
> F氏 ● 36歳，男性。同胞3名中第2子，長男。幼少期は，温和で社交的であった。地元の小・中・高を卒業（学業成績は中位）。高校卒業後は他県に単身転居し，機械関連会社の派遣社員で2年間勤務したが，帰省して，その後は職を転々とする。いずれも長続きしなかった。

経過・概要

発病（再燃）

　X1年10月頃（F氏23歳）から，部屋に引きこもるようになる。身なりに関心がなくなり，入浴せず，散髪もしない。家族は，仕事がうまくいかずに落ち込んでいるのかもしれないと思い，様子を見ていた。

　しかし，翌年5月頃からは些細なことで易怒興奮が著しくなり，「うるさい」と声を上げて壁を殴るなどの行動も出現した。次第に興奮の対象が家族に向けられ，10月Y日には，突然「お前らも仲間か！」と怒鳴り散らし，父親に向かって手をあげるなどの行動が見られたため，近所に住む親類の応援を借り，Q精神科病院を初診し，医療保護入院となる。

　その後，他の精神科病院を含め5回の入退院歴がある。精神症状は，興奮，暴言暴力，強い不安感などが中心であった。また，いずれも退院後しばらくはよいが，服薬を自己中断するたびに症状が再燃している。

今回の入院に至る経過

　X＋12年3月にR精神科病院を退院し，以後は作業所に通所していた。しかし，6か月程で，「朝は眠いし，からだがだるいから」と言って通所しなくなる。外出は自分の好きな雑誌や菓子類を購入するときだけ，近所のスーパーやコンビニに行く程度で，あとは自室でテレビやYouTube動画をみる生活を続けていた。同年12月頃より

「薬は眠くなる。飲まない」と言って内服薬の服用を中断し，その後はじっと自室に閉じこもり，外出もしなくなる。また，夜中に起きては朝方眠るなど，生活リズムは不規則になる。自室内からは独語や怒鳴る声が聞かれていた。

X＋13年3月Y日の夜，両親に向かって「うるさいんだよ」「俺をどうにかしようとしているのか」と突然大声で叫び出し，廊下の壁を蹴飛ばして穴をあけてしまう。両親は警察に連絡。F氏は警察官に取り押さえられ，23時に精神科救急当番病院に搬送され，医療保護入院となる。

入院

診察室では，医療者に対して「お前らはなんだ！」と怒鳴り散らし，椅子を蹴り倒す行動がある。看護師が行動を制止しようと近寄ると，「おーやるのか。かかってこい！」と両方のこぶしを顎に寄せ，ファイティングポーズをとる。医師が椅子に座るように言うものの，F氏は「うるせー，話すことなんかない！ 俺は帰るんだ」と言い，出て行こうとする。興奮が激しく攻撃的で，危険な行動に及ぶ可能性が高いため，応援で駆けつけていた看護師を含む4人でF氏を囲み，診察テーブルの方に誘導する。誘導の際は患者に脅威を与えないよう，それぞれの立ち位置に注意しながら1～2mの距離をとった。

F氏は看護師の数に圧倒されたのか，診察室の椅子のところまできたが，暴言は止まず，依然として攻撃的である。医師が入院の必要性を説明するが納得しない。しばらく説得を続けたが状況に変化はなく，やむを得ず医療保護入院の告知をした後，病棟に誘導することになる。

数人の看護師がF氏の周囲に立つことで，観念したのか，「いいか触るなよ！」と睨みをきかせながらであったが，誘導には応じる。この日は急性期病棟の保護室に入室した。

保護室内でも怒鳴り声は続き，壁やドアをたたくなど興奮は収まらない。ドアをたたいた手も赤く腫れあがり，さらにからだを傷つける恐れがあった。

患者理解 ● 精神構造による解釈

F氏の異変は，入浴，散髪等の身なりに関心がなくなった頃（23歳時）に遡ることができる。実家の部屋に引きこもるようになったのは，外部刺激の侵入から身を守ろうとする行動であると考えられ，その頃，精神構造の自他境界に隙間ができはじめたと推察される。その隙間は徐々に広がっていき，外部の刺激が入り込む形で幻覚，妄想が出現した。初回入院時の精神構造は，全周が破線となり解体しかけている状態であった。入院治療によって症状は軽快するが，寛解期を経過したかどうかは不明である。内服薬の中断などにより再燃を繰り返すことになる。

F氏にとって，内服薬は眠気や倦怠感をもたらすものであった。抗精神病薬は基本的に脳内を鎮静させる。服薬を中断したF氏は，鎮静が解かれて，外部刺激の侵入

に対して応戦するようになる。緊張が続き，自律神経の乱れを招き，昼夜の生活リズムが乱れていった。そして，作業所に通えなくなった。

　生活リズムの乱れはさらにF氏の心身に影響を与える。独語がふえ，怒鳴り声をあげるのは，幻覚・妄想の侵入による。それを防ぐために，F氏が自ずと張る保護膜としてとった行動が，引きこもりであった。しかし，それで脅威を防ぐことはできず，発病に至る。

　外部の刺激がすべて侵入的に働くために，入院時のF氏は絶対的な恐怖を覚えていたにちがいない。他者に対する攻撃や暴言・暴力は，それに対する必死の応戦であり，自己防衛のための行動と解釈できる。

看護方針

　外部環境のすべてが侵入的にはたらいている。物理的保護膜と人的保護膜を張る必要がある。保護室によって物理的保護膜は張られているが，看護師は，現時点ではまだ人的保護膜としてはたらくことができていない。精神状態が落ち着いていくのを助ける人的環境となるために第一に求められるのは，穏やかな対応である。

　病棟への誘導には応じているので，意思の疎通は可能である。

　保護室の外から（看護師自身の安全を確保しながら），患者が病気であり，治療が必要であること，看護師は患者の味方であり，患者のからだを気づかっていることを伝え続ける。

　患者が嫌がることは絶対に強制しない。水を飲まないと死んでしまうこと，治療のために薬の助けが必要であることなど，患者にわかってもらわなければならないことは，繰り返し伝えて説得する。担当看護師は，保護室の前に居続けて，了解されるまで伝え続ける。このことの優先度は高い（他の業務については，別の看護師に代わってもらうこともあり得る）。

　内服に対する不信感と拒否があるので，薬については，どんな薬がいいか医師と相談できることも伝える。水を飲んでくれたら，医師と一緒に，薬に対する患者の考えや希望を聞き，意向を尊重しながら服薬の援助をする。

看護診断

- 感覚知覚混乱
- 思考過程混乱
- 自己同一性混乱
- 対他者暴力リスク状態
- 対自己暴力リスク状態

- 非効果的健康維持
- 非効果的コーピング
- 社会的孤立
- 社会的相互作用障害

- 摂食セルフケア不足
- 入浴／清潔セルフケア不足
- 排泄セルフケア不足
- 更衣／整容セルフケア不足

看護の実際 ● 具体策, ケアの要点

物理的環境

① 保護室を準備する。

> **理由** 静穏な環境が必要である。

人的環境

① 看護師を信用してもらえるまで, 1人の看護師がかかわる（休憩時はその場を離れてもよい）。都合で別の看護師が訪室する場合は, 事前に, そのことを患者に説明しておく。

② 保護室の中には入らない。どうしても入室してケアする必要がある時は, 複数名で入室する。

③ 精神状態が落ち着くまで面会が制限される場合がある。その際は, 精神保健指定医による面会制限の手続きが必要である。

かかわり方──留意点, 心得

① 喉が渇いていないか, 痛いところはないかなど体調について尋ね, 患者のからだを気づかう。

② 患者を指差したり, 目線をじっと合わせたりしない。

> **理由** それらは相手に侵入的にはたらく。

③ 自分の感情を, できるだけ言葉で表現するように促す。

④ 患者のからだや身の回りの物には触れない。生命維持や治療処置の必要から触れざるを得ない時は, 必ずその目的を説明してから行なう。

基本的ニードおよび日常生活行動に関するケア

① 水分補給が最優先である。

> **たとえば** 封を切っていないペットボトルを患者の手の届くところに置いておく。看護師も同じペットボトルを手に持ち, 患者の前で封を切って, 実際に水を飲むのを見てもらう。

② 水を飲むようになれば, 食事を, 壊れない食器に盛り付け, 穏やかな頃合いをみて促す。

③ 食事はなるべく患者の意向（朝はパン食, など）に沿ったものを用意する。また, 家族に患者の好物や嗜好を尋ねて, メニューに取り入れるなど, 摂取が進むように工夫をこらす。

④ 排泄は, 室内のトイレを使用するよう説明し, 促す。

> **理由** 急性状態のからだは, 尿意などに気づかないことがある。看護師が言葉で促すことが, 患者が自分の身体感覚に気づく助けになる。

事例

7 焦燥感や不安から 自殺企図に及んだ患者
——臨界期の看護

プロフィール

G氏●23歳，女性。同胞2名中第2子。幼少期は，おとなしくて手のかからない子であった。本人なりのこだわりがあり，臨機応変に振舞うことが苦手なタイプである。

　G氏が中学2年時，理由は不明だが，朝が起きられずに2週間程不登校となることがあった。高校2年時にも同様に1週間程学校を休むことがあったが，この時は「頭がカンカンする，からだがだるい」と話していた。高校を卒業後，機械工場に工員として就職した。職場へは実家から通っていたが，やはり，朝急に起きられなくなって，2，3日職場を休むことが度々あった。

　友人はいなかったが，両親との関係はよい。とくに母親とは仲がよく，外出など行動をともにすることが多かった。22歳の時，現在の夫と職場で知り合い1年間の交際を経てX1年6月に結婚した。結婚後は実家を離れて，同じ市内のアパートで夫と2人暮らしとなる。機械工場を退職し，近所のスーパーでパートを始めた。

経過・概要

発病

　X1年9月頃から，仕事場に行くと「頭がざわつく，からだが疲れる」と夫に訴えて，パートの仕事を休みがちになる（パートは結局，同年10月に退職した）。その後も朝から布団の中に潜り込み，そこからなかなか出られずに，食事や洗濯などの家事もできなくなっていった。夫は本人が怠けているだけだと思い，仕事から帰ってくると小言を繰り返すようになる。最初の頃は「ごめんなさい」と謝っていたG氏であったが，2か月程すると夫の話しかけにも無言で反応を示さなくなる。

　次第に，夜中に起きては部屋中の電気をつけて，天井や壁を食い入るように見ていたかと思うと，急に家から飛び出して街中を徘徊するなどの奇異な行動をとるようになる。また，眠れなくなり，昼夜問わず「怖い，怖い」と何かにおびえるような表情で家中を歩き回る。夫に対しても「こっちに来ないでー」と叫び，手がつけられなく

147

なって困惑した夫は，G氏の両親に相談した。

X2年1月Y日，G氏は母親と夫に付き添われて受診し，医療保護入院となる。

入 院

診察室では極度のおびえや精神的な混乱が激しかった。担当医が語りかけても「いやー，やめて，怖い，怖い」と眉間にしわを寄せて周囲を見わたす。また，突然椅子から立ち上がり，出ていこうとする。医師や看護師が制止すると「やめて，やめて！」と絶叫する。

担当医は「ここは病院であり，あなたを守るためにも入院して休息を取る必要がある。そのためにもお薬の力を借りることが大切である」ことを本人と家族に伝え，オランザピン10 mgの筋肉注射の指示が出る。G氏は当初，注射に抵抗を示したが時間をかけて説明すると応じた。その後，看護師3人の付き添いのもと，急性期病棟の保護室に入室する。

翌日から，クロナゼパム（0.5 mg）2錠（分2：朝・夕），オランザピン（5 mg 口内崩壊錠）1錠＋フルニトラゼパム（1 mg）1錠（就寝前）の内服が開始となる。また，精神的混乱が強い場合は，リスペリドン内用液（1 ml）を1日に3回まで可の指示が出る。

入院から5週間の経過

■1週目

医師や看護師の話しかけにも「なに？　嫌だー！」などと返すだけで，おびえが強くて疎通がうまくとれない。保護室内では，昼夜を問わず，独語やそれに対して頷くなどの行動がある。また，夜中に突然，覚醒しては「お母さん」「助けてー」と叫び声をあげることを繰り返すなど，幻覚・妄想の影響が顕著であった。

内服薬については，時間をかけたりタイミングを計ったりすることで服用できていた。夜間の覚醒時は，不穏時薬のリスペリドン内用液を適時使用した。

食事は，持参すると一目散にお膳を取り，強迫的に摂取する行動が見られたため，必ず看護師が付き添うようにしていた。洗面に関しては，暖かい濡れタオルを持参し看護師が顔を拭くようにし，歯みがきはうがいのみ。更衣の促しには反応を示さないため，無理強いはしなかった。

精神状態が落ち着くまで，当面の間，家族であっても面会を制限する指示あり。

■2週目

内服薬が漸増（クロナゼパム0.5 mg → 1.0 mg，オランザピン5 mg → 10 mg）。この週の後半あたりから，夜間の中途覚醒が減り睡眠時間が増えていく。食事の摂取量は少し減ったが，強迫的な食べ方は改善した。看護師の話しかけにも「はい」と返答できるようになる。洗面や歯磨きは保護室前の洗面所で実施し，更衣も看護師の促しで可能となる。

■3週目

過睡眠状態で，朝は起きられずに朝食は遅れる日が多くなるが，洗面などのセルフ

ケアは看護師が一部介助することで行なえる。幻覚・妄想によるおびえや混乱，独語などは見られなくなっている。

■ 4週目

　主治医の指示により，保護室の時間開放が開始となる。開放時間は日中9：00〜17：00とし，開放中は個室を用意して，いつでもベッドで休息できるようにした。洗面，食事，トイレ以外はその個室で過ごすことが多かった。

　入院生活にも少し慣れたようで，精神的混乱は収束していた。ただ，突然ナースステーションに来ては，「私はどうすればいいの？ これでいいの？」と，焦燥感を伴った表情で強い不安を訴えてくることがあった。

　手指の振戦，後頭部に500円玉大の円形脱毛，便秘などの身体的症状が出現しはじめる。

■ 5週目

　主治医の指示で隔離解除となり，保護室から個室に移床する。この頃になると看護師との疎通もよく，セルフケアも自立できていたが，時々眉間にしわを寄せたり，そわそわする，落ち着きのなさが見られた。

　「家族に会いたい」という本人の強い希望があり，面会制限が解除され家族面会が許可される。その週末，母親と夫の面会があり15分程面会した。面会中は，家族に「私どうすればいいの？ 退院はいつ？」と不安気な表情で訴える場面があったという。

　面会の翌日，10：30頃，受け持ちの看護師が訪室すると，G氏が床頭台に乗って，ドアの内側にある蝶番部分に洗面タオルをつなぎ合わせたものを引っ掛けていた。縊死を図ろうとしていたのである。看護師はすぐさまG氏を制し，ナースコールで応援を呼んだ。複数の看護師が駆けつけると，G氏は「どうなるの？」「もう嫌。いやー！」と涙ながらに絶叫した。

　主治医と面接後，保護室に再入室となる。

患者理解 ● 精神構造による解釈

　G氏の異変は，思春期の頃に始まっていたと考えられる。中学2年時の不登校や，高校生の時の「頭がカンカンする，からだがだるい」などの言動は，G氏の身体になんらかの変調，あるいは幻覚の前ぶれがあったのかもしれない。いずれにせよ，G氏の精神構造は脆弱な細い実線状態であり，時に小さなほころびが生じ，自他の境界に隙間ができたり，ふさがったりを繰り返していたものと思われる。

　社会人となっても，G氏の精神構造に変わりはないが，母親との良好な関係性など実家の環境が保護的であったため，かろうじて破綻を免れていた。しかし，結婚を機に環境に変化が起こる。実家を離れて夫と2人暮らしを始めたことと，転職して職場が変わったことは，これまでの生活を一変させた。臨機応変に振舞うことが苦手なG氏にとって，これらの環境変化は大きなストレスとなり，精神構造を痛めつけることになった。G氏は，自分で自分をまもろうと，自ずと自分の外側に布団という薄い保

護膜を張り，その中に潜り込んだりしていたのであるが，夫からは理解されず，自己をおびやかす外部からの刺激に抗う術を次第に失っていった。

夜中に起きては天井や壁を食い入るように見たり，急に家から飛び出したりする行動の背景には，幻覚・妄想の存在がある。こうした幻覚・妄想からくる過敏状態に，不眠が重なり，Ｇ氏の精神構造は一気に全周が破線となった状態へと進んでしまったのであろう。

入院時の言動や極度におびえた様子は，外部から侵入する幻覚・妄想の激しさに対する反応である。入院初期の強迫的な食事摂取も，幻覚・妄想による支配が背景にある。自他の境界が破綻して自己が失われかかっているＧ氏は，外部と内部が入り交じり，さまざまな刺激に襲われて，恐怖のただ中にあった。

急性状態から臨界期へ

そのような急性状態も，抗精神病薬の鎮静効果とともに，保護室の静かな環境の中で休息がとれ，入院して2週目後半には脱している。3週目の過睡眠状態によっても休息がさらに進んで，言動もまとまってくる。4週目の保護室の時間開放では，精神的混乱も収束したようにみえるものの，「私はどうすればいいの，これでいいの？」と看護師に訴えている。全周が破線状態であった精神構造はしだいに所々がつながり，自分の輪郭がうっすらとわかってくる。それに伴って，「自分」に対する強い不安が生じ，焦燥感にかられるようになった。

Ｇ氏の精神構造は，外部刺激に支配されていた世界から少しずつ自己の主体性を取り戻しはじめていたのであるが，自他の境界線はいまだ完全につながってはおらず，実線の部分と破線の部分が一進一退を繰り返している（臨界期の精神構造）。抗精神病薬の副作用である手指の振戦，円形脱毛，便秘などの身体的症状の出現も，臨界期を特徴づけている。

自殺企図の背景

入院から5週目には，保護室から個室へと移り，隔離から全開放となった。そして，本人の強い希望で家族と面会した。

ここで気をつけなければならないのは，臨界期の精神構造はなお破線部分を抱えている，すなわち自己の支配の及ばない部分を抱えていて不安定な状態にあるということである。元の自己を取り戻すとともに現実感が出てくるが，そのことが現実との葛藤を生むことにもなる。自分が病気であることに直面して，将来への絶望感を生む可能性がある。

家族との面会は，現実世界に引き戻されることを意味するであろう。保護室から出ることは，解放である反面，強固な外側の保護膜の喪失である。Ｇ氏は，そのような臨界期特有の心理的状態と環境条件が重なった結果，自殺の衝動にかられたと考えられる。

　本事例の焦点は臨界期の看護である。ここでは 2 週目後半からの臨界期の察知と，その徴候をとらえてからの看護方針および看護の実際について述べる。

看護方針

　急性状態の収束は，次なる危機をはらんだ臨界期の始まりととらえることが重要である。この時期は，強固な保護膜である保護室からの解放とともに，看護師の側にも安堵感が生まれ，一時的な観察やかかわりのゆるみが起こりがちである。すなわち，物理的にも人的にも外側の保護膜機能が減弱化しやすい。しかし，この時期こそ，患者は心理的にも身体的にも非常に不安定な状態に置かれるのであり，濃密なケアが必要とされる。看護師は，そのことをしっかりと理解していなければならない。

　患者がそれを受け入れれば，「からだに触れる」ケアを積極的に行なう。看護師の手によって喚起される感覚によって，それを感じている自分自身（身体的な自己）を確認できれば，臨界期の不確かな自己（一部破線状の精神構造）に特有の強い不安と焦燥感を和らげることになるであろう。

　このように看護の手を十分にかけると同時に，患者には，この時期のつらさは病気が治ってゆく過程であることを，言葉にして伝える。

看護診断

- 感覚知覚混乱
- 思考過程混乱
- 自己同一性混乱
- 非効果的コーピング
- 自殺リスク状態
- 対自己暴力リスク状態
- 非効果的健康維持
- 社会的相互作用障害
- 社会的孤立

看護の実際 ● 具体策, ケアの要点

物理的環境

①　全開放については，医療チームで慎重に検討する。睡眠状態や言動のまとまり具合，医療者との疎通性などを総合的に考慮する。また，患者の表情を注意深く観察し，焦燥感や不安感の察知につとめる。夜間のみ保護室の使用を継続するという選択肢もある。

②　個室に移る際は，ナースステーションから目の届く部屋を選択する。患者の身の回りからは，危険物および危険物となり得る物品を排除する。

人的環境

①　面会制限の解除の時期については，家族であっても慎重に検討する。

　　理由　患者は，夫との 2 人暮らしの中で発病している。発病時の環境はまったく変わっていない。臨界期に入り，自分の輪郭が少しできてくるということは，発病時の

151

状態を思い起こすことができるということでもある。絶望を生むきっかけになるかもしれない。

② 面会終了後は，面会時の思いを語ってもらい，患者の状態を推しはかる。

③ 面会した際は，その時の様子を家族からも詳しく聞き取り，患者への影響を推しはかる。重要と思われる（気がかりな）情報は，各勤務帯に確実に引き継ぐ。

　理由　看護師がつかめていない，あるいは見過ごしていた患者の変化があるかもしれない。

かかわり方——留意点，心得

① 焦燥感や不安の訴えがあった際は，すぐに対応し，今は焦りや不安が強い時期であるが，必ずまとまりがついて楽になってくることを言葉で保証する。

② それと同時に，からだに触れることが可能ならば，緊張をほぐすように，背中を擦ったり，手を握ったりして，患者が落ち着くまで時間をかけて付き添う。

③ 手指の振戦には手浴をすすめてみる。それ以外にも，快適な感覚を呼び覚ますために，バックケア，足浴，マッサージなど，直接からだに手をあてたケアを行なう。

④ 便秘には，腹部マッサージや温罨法などを実施する。

⑤ いつでも看護師と話ができることを伝える。

8 ▶ 急性状態は治まって退院したが，幻聴に悩まされて再入院に至った患者
——寛解期の看護

プロフィール

H氏 ● 23歳，男性。第1子長男，他に専門学校生の妹と高校生の弟がいる。性格は内向的でおとなしく，人との付き合いは苦手である。小・中・高校での成績は中位。地元の大学に進学。今年の春，卒業して就職。営業の仕事に就いたが，8月には退職し，それ以後は仕事に就かず家にいる。

　高校生の頃までは数人の友人がいた。大学生生活はアルバイトと学業のみで，友人との交流はあまりなかった。高校時代の友人とは，たまにカラオケに行く程度の関係はあった。

　家族5人が同居している。両親は共働きで日中は仕事に出ている。

経過・概要

発病

　大学在学中は学費を稼ぐため，ホテルの清掃やレストランの皿洗いなど，主に裏方のアルバイトをしていた。大学の授業が終わるとアルバイトに行って，帰宅は23時頃になることもあった。大学3年生の後半から，就職活動や卒業論文の作成も加わって多忙な日々となり，人とかかわる機会もふえた。

　大学4年生の12月頃より，2，3人の声が聞こえるようになる。寝ている時以外はずっと聞こえる。声の内容は「この野郎，何やってんだ，早くしろよ」などネガティブな命令口調が多く，従わないといっそう脅かされるので従うようにしていた。声のことを家族に話したが「気にするな」と言われたので，ずっと1人でがまんしてきた。翌年卒業して就職したが，その声は止まず，逆に激しくなったために1年もしないで退職した。それからは家の部屋に閉じこもって，音楽を聴いたり，ギターを弾いたりして過ごしている。

　退職して2か月程した10月Y日，H氏は突然「声にからだが乗っ取られる」と言っ

て，2時間ほど怒鳴り散らし，自室の壁を叩くなど興奮した状態となる。同時に胸の痛みを強く訴えたため，救急車で総合病院に搬送されたが，心電図などの検査では異常はなかった。しかし，言動がおかしいため精神科病院の受診を勧められて精神科救急当番病院を受診した。両親同意のもと，医療保護入院となる。

両親はH氏の変わり様をみて困惑していた。

入院と，その後の経過

診察では，「ヤクザが追ってくる」「暴力団組織のやつらが家を壊そうとしている」などと話し，幻覚・妄想状態が顕著で，おびえる様子が見られた。また，胸の痛みを訴えるため，翌日，生化学や胸部CT，心電図などで胸痛の原因を再精査するが，明らかな身体所見は見つからなかった。病棟では個室に入室。

内服薬は，オランザピン（10 mg）1錠（就寝前），ロラゼパム（0.5 mg）3錠（分3：朝・昼・夕）が開始となる。また，不穏時にリスペリドン内用液（1 ml）1日に3回まで，不安時にエチゾラム（0.5 m l）1日に2回までの指示が出る。

■2週目

「看護師さん，声がうるさくて，うるさくて，どうしようもないです」と眉間にしわを寄せてナースステーションに来ることがあり，リスペリドン内用液を1日に2回程度使用していた。それ以外は自室にこもり，ヘッドホンを耳に当てて携帯音楽プレーヤーで音楽を聴いている。他患者との交流はほとんど見られない。

夜間は不眠の訴えがあり，ニトラゼパム（10 mg）の追加で早朝まで入眠した。胸痛時はエチゾラムを1日に1，2回使用した。食事，洗面は自立しているが，入浴は他患者が終了した後，1人でシャワー浴をしていた。入院の契機となった精神運動興奮は見られないが，独語が聞かれたり，小声で怒鳴ったりすることはある。抗精神病薬の漸増とともに，不穏時や胸痛時の薬剤の使用頻度は減り，ナースステーションへの来所も少なくなる。

■3・4週目

幻聴の訴えは減ったが，食事や洗面などのセルフケア面では看護師の促しが必要となり，表情も乏しい。意欲や注意力の低下などの陰性症状が目立ってきた。

身体症状として，便秘や流涎，微熱に伴う発汗があり，看護師は身体的ケアを中心に援助した。陽性症状が一部鎮静化したため，主治医は抗精神病薬を減量した。

■5週目

自室で音楽を聴く時間や，特定の他患者との交流も見られるようになったが，午前中に起きると午後からは入眠していることが多い。

ゲームや体操，ウォーキングなどの作業療法が開始となる。徐々に行動範囲が広がって活動的になってきたが，一方では，入浴後，髪を濡らしたまま乾かさずにいたり，携帯音楽プレーヤーを持たずにヘッドホンだけを耳につけて廊下を歩いたりするなどの変わった行動もあった。看護師が，何か困っていることはないかを尋ねると「他の患者さんから話しかけられると疲れるというか・・・」と答える。

■ 6週目

　H氏の状態にとくに変化は見られない。しかし，幻聴は軽減し精神症状も落ちついているため，主治医は外来通院に切り替える方針を示す。主治医の方針を家族も了承したため，11月Z日自宅へ退院となる。

　家族は帰り際，看護師に「何が原因でこうなったのか，親の経済的な都合で学生時代にアルバイトをさせて疲れさせてしまったのか。これからの接し方に少し不安はありますが，先生が大丈夫だと言うので退院させます」と話した。

退院から再入院まで

　退院してからのH氏は，当初デイケアに通うものの，3回程通った時点で休みがちになる。自宅では，日中も部屋で臥床する日が多くなり，両親はこのまま活気が戻らず寝たきりになるのではないかと心配し，気分転換を兼ねH氏をドライブに連れ出すようになる。最初は笑顔がみられていたH氏であったが，次第に胸痛と幻聴が強くなり，退院から3週間程で再入院となった。

患 者 理 解 ● 精神構造による解釈

　大学3年生の後半から始まった就職活動や卒論作成時の教員とのかかわりなどは，人付き合いが苦手なH氏にとって，ストレスを高めることになった。その上，アルバイトと学業の両立による疲労が蓄積する。こうした生活が続くことによって，H氏の脆弱な精神構造にほころびが生じはじめ，大学4年生時の幻聴体験をもたらしたのであろう。

　また，就職した先の仕事は営業であった。人との密接なかかわりが欠かせない仕事であり，H氏のストレスは増す一方であった。それとともに精神構造のほころびも進行し，やがて，外部刺激の流入に耐えられなくなり退職する。退職後は，部屋に閉じこもって過ごした。そこで音楽を聴いたり，ギターを弾いたりする行為は，H氏が自分で自ずと張っている保護膜であった。ただし，それだけでは，既に破線状態が大きく広がってしまっている精神構造を修復することはできず，次第に，幻聴などの刺激に支配されていく。

　「声にからだが乗っ取られる」「ヤクザが追ってくる」「暴力団組織のやつらが家を壊そうとしている」などの言動はそのことを表わしている。自己コントロール不能な事態が生じているのである。すなわち発病である。

　入院後，H氏は，しっかり張られた外側の保護膜と，抗精神病薬によって鎮静が図られたことにより，急性状態を脱出する。

臨界期の徴候

　緊張状態を脱した後に訪れるのは，激しい心身の揺れである。入院3・4週目にみられた意欲や注意力の低下，あるいは便秘や流涎，微熱に伴う発汗などの身体症状は，

H氏が臨界期に入ったことによるものであろう。精神構造は，全周破線状態から修復が進んで，実線でつながった円に近づいてはいるが，まだ不確かで危うい，安定していない状態である。

寛解期に入ると

5週目になると，午睡がみられるようになる。また，髪を濡らしたままでいたり，ヘッドホンだけを耳につけて歩いたりと，ぼんやりした感じとも受けとれる。あるいは身体知覚の歪みがまだ残っているとも解釈できる行動が見られるようになる。さらに，特定の患者ならいいが，それ以外の患者から声をかけられると戸惑い，疲れてしまう，対人関係に伴う疲労感が出現している。

これらは急性状態が過ぎ，臨界期を脱した後に訪れる疲労感，消耗感であり，H氏は寛解期前期に入ったと考えられる。この頃は，自他の境界は薄いながらも全周がつながり，新たな主体となるべき自分自身の輪郭がついてきた段階である。とはいえ，精神構造にはまだ十分な厚みがなく，少しの刺激でも傷つきやすく，破線状態に逆戻りしやすい。

再入院の背景

6週目に退院となり自宅へ帰ったものの，H氏にとって日常生活の負担はまだ重かったようである。デイケアにも通えなくなり，終日臥床がちとなる。この時のH氏に必要なのは，たっぷりと休ませてあげることなのであったが，寝たきりになるのを心配した両親が，H氏をドライブに連れ出してしまう。それはおそらく，H氏にとって本来のレクリエーション効果よりも，強い外部刺激となってはたらき，精神構造は再びほころびはじめ，幻聴に襲われるようになってしまった。再入院時の精神構造は一部が破線の状態に逆戻りしているものと考えられる。

本事例の焦点は臨界期を脱した後，すなわち寛解期の看護である。ここでは寛解期に入ったと思われる入院5週目以降の看護方針および看護の実際について述べる。

看護方針

H氏は，寛解期前期に特有の疲労感が色濃い。看護にあたっては，幻覚・妄想などの陽性症状が収まったものの，病み上がり状態で，心身は回復しきれていないことを念頭におき，H氏固有の回復へのテンポを保障することが大切である。

無理な活動への参加を避け，十分な休養を確保できるようにする。また，退院へ向けての準備と自宅での療養支援について，家族との話し合いを進めていく。

退院準備と自宅療養支援

陽性症状が治まると，退院と自宅療養を考える段階になってくる。療養の場が病院

から移っても, 外側の保護膜として機能する環境が必要なことを理解して, 退院の準備にあたる。

◆ 患者を受け入れる家族とも, 上記の理解を共有する。
◆ 地域の社会資源などの支援環境を事前に整備しておく。

患者が自分自身の疲労度を自覚し, 適宜休養することができるセルフケア力をつけることも大切である。それには,

◆ 疲労のサインとなるからだの感覚を知ることと, 適切な対処法, すなわち休息のとりかたを一緒に考えていく。

医療者や支援者（家族や地域）は, 患者の回復を焦ってはいけないし, 焦らせてもいけないことを肝に銘じてかかわることが重要である。

看護診断
・感覚知覚混乱　　　　・非効果的健康維持　　　　・入浴／清潔セルフケア不足
・非効果的コーピング　・社会的相互作用障害　　　・更衣／整容セルフケア不足

看護の実際 ● 具体策, ケアの要点

かかわり方——留意点, 心得

気がかりなことがあれば, いつでも看護師と話ができることを伝える。
　理由　退院を視野に入れると, 患者の心配事を理解し, 具体的な対処策を考える必要がある。

患者の行動に関するケア

① 患者が自分の整容に無頓着だったり, うまくできなかったりしても, いちいち指摘したり, 修正を促したりしない。危険でなければ寛容に見まもる。
　理由　今は休養が第一。他者の目を意識したり, セルフケアの完璧をめざしたりすることは, 患者にエネルギーを使わせ休養を妨げる。
② 他の患者とのかかわりを煩わしく思っている場合は, 1人でいられるように調整する。

治療に関するケア

行動の拡大が図られる時期であるが, 作業療法は最初は短時間とし, 病棟内で試みる。その際も, 疲れを感じたらいつでも自室に戻って休んでよいことを伝える。メニューはストレッチや足浴, 音楽鑑賞など, リラクセーションを中心に1人で行なえるものにする。

① 病棟を離れても，作業療法士に患者を疲れさせてはいけないことをよく理解してもらい，必ず休憩を入れ，疲れたら帰棟させることにする。

② 作業療法の前後に，患者に自分の心身の状況（疲れ，だるさ，眠気，気分など）を確認してもらう。疲労を感じた場合は休養を促す。

③ 患者の行動パターンから，疲労のきっかけや徴候をつかみ，それが見られたら休養を促す。

④ 家族には，H氏の今現在の状態とこれからの見通し，その間のH氏の固有のテンポを大事にしてほしいこと，そのための看護方針を具体的に伝える。また，家族の懸念や悩みなどに添って家族も支援する。

> **理由** 十分な休養が必要なことは退院後も同様である。家庭生活においても患者が疲れを感じたときはいつでも休養できる環境が重要であることを説明し，家族の理解を得る。

⑤ 患者と家族が退院後の生活イメージがつくように多職種を交えたカンファレンスを複数回開催する。

> **理由** 患者と家族双方の不安について対処する。

⑥ 再発のサインを含む疾病教育，退院支援プログラムの実施など，退院準備に時間をかける。訪問看護，デイケアなどの社会資源の利用について，そこでの過ごし方なども具体的に検討する。

⑦ 抗精神病薬の服用が継続されるため，その副作用の出現と対処方法について検討する。

⑧ 薬の飲み心地や体調の変化をよく聞き取り，その苦痛の軽減を図る。場合によっては医師に報告し，内服薬の変更を考慮する。

> **理由** 長期間の服用となることが予測される。薬の副作用で苦痛を感じた場合は怠薬の原因にもなるため，薬は患者が生活に支障がない範囲とすることが大切である。

9 激しい妄想を抱きながら 1人で暮らしている患者

——訪問看護でのかかわり ❶

プロフィール

J氏●46歳，男性。同胞3名中第3子，長男。姉2名はそれぞれ結婚し他県で暮らしている。幼少期はおとなしく引っ込み思案。友人も少なく，家族以外の人とかかわるのが苦手なタイプであった。

中学生の頃に，いじめの対象となり一時期不登校となる。地元の高校に進学したが親しい友人はできず，学校では1人で過ごすことが多かった。卒業後，実家で暮らしながら，自動車販売会社に就職するが，3か月程で「人間関係がうまくいかない」といい退職する。その後も電気販売店や鉄工所の工員などの仕事を転々とするが，いずれも職場の人間関係を理由に短い期間で退職している。

X1年8月（J氏23歳の時），父親が脳出血で突然他界したが，葬儀の席で「父さんが死んだのはS・W（中学の時の同級生；J氏をいじめた側）のせいだ。このままだと俺も母さんも大変なことになる」と大声で騒ぎだし，周囲の人を困惑させた。それ以来，実家の部屋に閉じこもって独語や念仏を唱えるなど，奇異な行動をとるようになる。数日間，夜も眠らずに家の中を歩きまわったりすることもあった。

同年9月Y日，「S・Wたちが俺を小馬鹿にする。このままだとこっちがやられてしまう」と興奮し，部屋のテーブルやテレビを倒してしまう。母親が警察に連絡し，警察官の介入で精神科病院に搬送され入院した。これを初回として，以後，幻覚・妄想状態の再燃による入退院を4回繰り返した。

X+10年に退院した後は，実家で母親と2人暮らしを続けてきた。

X+22年8月（J氏45歳）に母親が病気で他界，その後は1人暮らしとなった。

母親が他界後の経過

退院後は母親との2人暮らしで，精神科病院へは月に1回通院し，服薬の管理は母親が行なってきた。主治医からデイケアや作業所への通所を勧められたが，J氏は頑なに拒否し，他人とのかかわりを避けてきた。

母親が他界した後，通院先の精神科病院から当訪問看護ステーションに依頼があり，

訪問看護が開始された。当初は，拒否して玄関先で追い返されることが続いたが，5回目の訪問の際，「話を聞いてくれるなら」ということで自宅に入れてくれるようになる。週2回の訪問看護を受けるようになって1年が経過した。今では，玄関先に出てきて看護師を待っている日もある。

出迎えてくれる時のJ氏は，礼節も保たれており穏やかであるが，家の中に入ると，ここ数日の間に自分の身に起きた出来事を一気に話しはじめる。内容は妄想的で，「夜，寝ているとT・Y（本人は会社員時代の同僚だという）が，嫌がらせをして玄関の鍵を壊そうとするから，昨日は一睡もしていない。その証拠が，このハガキに書いてあるから見てくれ。全部あいつの仕業だ」と，眉間にしわを寄せながら電気料金の請求書を差し出してくる。請求書は，T・Y氏とまったく関係ない。また，「テレビでも俺の悪口を言うやつがいるから，テレビをみても疲れてくるし，これもT・Yの仕業だろう」と表情を硬くさせながら矢継ぎ早に話す。

看護師が食事や外出のことなど日常の生活について尋ねると，それには答えてくれるが，しばらくすると，また被害妄想的な内容を繰り返す。J氏は行動化こそ起こしてはいないものの，激しい妄想のために夜も眠れないらしく，疲労感を漂わせていた。

セルフケアの状態

食事，水分摂取　自立できている。自らご飯を炊き，おかずは近所のスーパーやコンビニで購入して摂取している。

排泄　便秘傾向である。病院から処方される緩下剤を使用し，3日に1回の排便がある。

個人衛生　2日に1回シャワー浴をしているというが，髪はぼさぼさで，ひげの剃り残しもある。自宅内では常に裸足で歩いているため，両足指にウオノメがある。手指・足指の爪も伸びている。洗濯は1週間に1回まとめて洗っている。自宅はごみを散乱させていることはないが，新聞や雑誌，物が乱雑に置かれている。

活動と休息のバランス　日中の過ごし方は，近所のスーパーやコンビニに自転車で買い物に行く程度で，そのほかは自宅内でテレビを観たり，古い新聞や雑誌を読んだりして過ごしている。時々夜間不眠になることがある。

孤独と付き合い　通院先の病院の職員や，訪問看護師以外との付き合いはない。母親が逝去してからは自宅で1人暮らしである。

安全を保つ能力　妄想の影響により不眠や疲労感はあるが，今のところ行動化することはない。精神科病院には月1回の通院ができている。服薬は時に飲み忘れがある。

経済　父親の遺産と障害年金を受給しており，1人で暮らす分には支障ない。

■内服薬

パリペリドン（9 mg）1錠（朝），ビペリデン塩酸塩錠（1 mg）2錠（分2：朝・夕），酸化マグネシウム（500 mg）2包（分2：朝・夕），レボトミン（25 mg）1錠・ゾルプデム（5 mg）1錠（就寝前）

患者理解 ● 精神構造による解釈

精神科病院に入院するまで

　J氏の異変は中学生時代に遡ることができる。中学時代のいじめられた体験は，友人が少なく孤独なJ氏の孤立感をいっそう深め，耐えがたいこころの傷を負う出来事であったと考えられる。このことは，父親が他界した際の言動にも表われている。時を超えて，いじめた側のS・Wの脅威が想起され，それが外部刺激となりJ氏の脆弱な精神構造にできた隙間から流入した。

　高校卒業後のJ氏は職場を転々とする。元来，他人とかかわることが苦手なJ氏は職場を変える度に人間関係におけるストレスを抱えていたと推察されるが，両親との安定した暮らしによって，自己を保つ精神構造はか細いながらも維持されてきた。しかし，その暮らしも父親の急死によって脅かされる。葬儀の席で騒ぎだしたのは，その精神構造にほころびが生じたことを意味する。

　それ以降は，実家の部屋に閉じこもり必死に耐えていた。J氏が自分をまもるために自ずと張っている保護膜としての行動である。しかし，夜間の不眠が重なり，その薄い保護膜は破れてしまう。J氏の精神構造は全周破線状態に陥り，外部刺激が一気に侵入して発病，急性状態を呈するに至った。これがJ氏の初回入院時である。

　以後，入退院を繰り返す。その間のJ氏の状態像についてはよくわかっていないが，その後の訪問での状態像からすれば，J氏の退院は寛解に至ったからではなく，寛解期前期の途中での退院であったことが推測できる。デイケアなど地域資源へのアクセスがなかったことからもそれがうかがえる。回転ドア現象と揶揄される現象の典型例である。「再燃」の事実は，J氏の精神構造は入退院を繰り返していた頃も脆弱なままであり，強靱化されていたわけではないことを意味している。

訪問看護時の状態

　J氏は，X＋10年に退院した後は12年もの間，母親と2人で暮らしてきた。実家と母親の存在が物理的保護膜・人的保護膜の役割を果たし，精神構造の破綻を防いでいたと考えられる。デイケアや作業所など，他人とかかわる機会を避けてきたのは，脆弱な精神構造の防衛，すなわち自己が脅かされるのを防ごうとするJ氏自身の内側の保護膜であるととらえることもできる。

　母親の逝去は人的保護膜の喪失である。訪問看護師を受け入れてくれた時の，「話を聞いてくれるなら」というJ氏の言葉は，他人とかかわる機会を避けて自己をまもろうとする一方で，母親のように安心できる人を求めている，基本的ニードの表明であろう。

　一見，穏やかにみえるJ氏だが，訪問時の被害的言動などをみると，精神構造の自他境界は依然として曖昧なままで，外部刺激が流入していると考えられる。細い実線で円は描けるものの，一部に破線状態を残した精神構造である。

　統合失調症の経過の長いものを「慢性期」とする見方もある。しかし，発病直後の急性状態だけでなく寛解に向かう回復過程の全期間を「急性期」ととらえる本書の考え方（☞第1章, 27-31ページ）からすれば，入退院を繰り返していたJ氏は，今は在宅で生活できているものの，初回入院以来，急性状態は経過しても，寛解期を完全に経過しておらず，破線部分がふさがりきっていない臨界期の精神構造にとどまっている状態とみることができる。したがって，一般的に生活支援をメインにかかわる訪問であっても，統合失調症の回復過程を支える急性期看護としてかかわることも重要になってくる。

看護方針

　患者は，日常生活をなんとか維持できているが，妄想の支配によって心理的にも身体的にも疲弊している状態であることを念頭にかかわる。
　外部から侵入する刺激を軽減させる保護膜が必要であり，第5章で述べた看護の原則によってかかわる。
　J氏は，自宅が保護室と同じ機能をもっている。急性状態の基本である睡眠の確保と，訪問看護師が味方であることをわかってもらい，頻回の訪問や妄想時の電話対応などをJ氏に保証するという対応が必要である。

看護診断
- 思考過程混乱
- 自己同一性混乱
- 非効果的コーピング
- 社会的孤立
- 社会的相互作用障害
- 入浴／清潔セルフケア不足
- 排泄セルフケア不足
- 更衣／整容セルフケア不足

看護の実際 ● 具体策, ケアの要点

　患者は抗精神病薬の服用が継続されるため，その副作用の出現と対処方法についても検討しておく必要がある。長期間の服用が予測されるため，薬の飲み心地や体調の変化を十分に聞き取り，苦痛の軽減をはかる。場合によっては医師に報告し，内服薬の変更を考慮する。

　理由　薬の副作用で身体的に苦痛を感じた場合は怠薬の原因にもなるため，薬は患者が生活に支障がない範囲とすることが大切である。

事例

10 長年1人暮らしで生活は自立できているように見えるが，実際は幻聴が激しく必需品の買い物にも支障をきたしている患者──訪問看護でのかかわり ❷

プロフィール

K氏●58歳，女性。同胞は3姉妹で長女。幼少期は問題なく，むしろしっかり者で，友人も多く，穏やかであった。地元M市の高校を卒業後，市の保育所の事務員として働いていたが，結婚を機に退職した（24歳時）。夫はN市で不動産会社を経営しており，K氏もN市に移り住んだ。結婚の翌年に第1子（女児）をもうけたが，出産後は仕事で忙しい夫に対して不満を持ち，夫婦喧嘩が絶えなかった。耐えかねた夫は実家に戻り別居生活を始めた。1人で育児を担うことになったK氏は，実家の母親に，「私はダメな人間」「妻としても母親としても失格」と電話でこぼすようになる。

X1年5月（27歳時），近所の人が「自分の悪口を言いふらす」と言い，隣家の玄関に石を投げつけたり，飼い犬の頭を叩いたりして警察沙汰となる。この件をきっかけに夫との関係は破綻し，離婚。子どもの親権は夫が取得し，K氏は娘とも離れることになった。

その後，実家に戻り，スーパーや飲食店などで働くが，「同僚が私の悪口を言う」との理由で辞めることを繰り返し，次第に家に閉じこもるようになる。X2年6月（29歳時），K氏は「ここにいると殺される」と言って，急に家を飛び出したり，「元夫が娘に暴力を振るっている」と言ってN市の夫宅に行ったりと，行動が落ち着かなくなり，警察官の介入で精神科病院に入院した。

症状が落ち着くと退院して実家に戻っていたが，その後も，幻聴の再燃により，精神科病院に3回入院している。

X+12年6月（39歳時）に退院した後，病院の近くにアパートを借りて，1人暮らしを始める。

訪問看護の開始

　精神科病院退院後は，月に１回の通院を継続しながら，デイケアにも週に３回通っていた。時折，体調不良を理由にデイケアを２週間くらい休むことがあり，その時は，市内に住む両親が世話をしていた。体調不良の理由について，Ｋ氏は，「子どもの声が聞こえてきたり，自分の悪口が聞こえてきたりする」と話した。それでも精神状態を大きく崩すことはなく，約15年間デイケアに通所していた。

　Ｋ氏が54歳の時に両親が相次いで他界した。相当落ち込んだようで，しばらくは通院することもできなかった。デイケアにも姿を見せなくなったため，訪問看護が開始された。その後も，Ｋ氏は「怖くて外に出られないの」と言って，ほとんど外出することがない。現在は訪問看護が開始されてから４年経過している。

訪問時の様子

　訪問時のＫ氏は，礼節を保ち，身なりもきちんとしている。食事も自分で調理し，１日２回はしっかりとっている。また，新聞を読みテレビを観て過ごしているせいか，最近の話題にも敏感で，時折冗談を言えるほどで，ゆとりがあるように見える。しかし，実際は幻聴が激しいらしく，時々テーブルに頭を伏せたり，こめかみを両手の指先で押さえたりする行動があり，そのたびに「ちょっと待ってね，今薬飲むから」と言って，リスペリドン内用液を服用する。

　Ｋ氏いわく「お前は馬鹿なやつだといった声や，外に出たら殺されるぞ！という声が聞こえてくる」。そして，「自分でもおかしいと思うけど，どうしても聞こえてくるので，外にも出られないの」とのことである。

　月に１回の通院はなんとか行なえているが，スーパーなど人混みの多いところへは行くことができない。訪問看護師と一緒であれば外出も可能なので，ライフラインである食品と生活必需品の購入のために，週２回の訪問看護を継続している。

　訪問看護師以外との付き合いはなく，慣れ親しんだ看護師の訪問は安心できるが，身の回りの世話をするヘルパーの利用には抵抗があるようである。

　経済的には，生活保護と障害年金（精神障害者２級）を併用し，アパートでの１人暮らしを維持している。

■内服薬

　ブロナンセリン（4 mg）２錠（分２：朝・夕），ビペリデン塩酸塩（1 mg）２錠（分２：朝・夕），ルビプロストン（12 μg）２カプセル（分２：朝・夕），ニトラゼパム（5 mg）１錠（就寝前）。

　幻聴が激しい時（屯用薬）に，リスペリドン内用液（0.5 ml）１日３回まで。

　不眠時に，ブロチゾラム（0.25 mg）。

患者理解 ● 精神構造による解釈

精神科病院に入院するまで

結婚後，地元を離れ，翌年初めての出産という急激な環境変化は，K氏の心身にこれまでにないストレスを生じさせたと考えられる。転居は慣れ親しんできた土地と，これまでの人間関係の喪失でもある。こうした環境下での出産と育児は心細く不安であったにちがいない。その不安が夫への不満につながり，喧嘩が絶えず，夫と別居することになる。1人となったK氏はますます孤立感を深め，自責的になるとともに，それまでは自他の境界がはっきりしていた精神構造も細い線になっていき，ついには破線状態に至る。

近所の人が「自分の悪口を言いふらす」のは，幻聴によるのであろう。被害的となったのは，自分自身を責めることに耐えられなくなった反動とも考えられる。

離婚後，実家に戻ったK氏は，仕事を転々としながらも生活できていたが，「同僚が私の悪口を言う」という幻聴のために仕事を辞める。この頃の精神構造は，一部破線状態で，破れ目が広がったりふさがったりを繰り返していた可能性がある。実家に引きこもるようになったのは，破線の隙間から侵入する外部刺激から身を守るためにK氏が自ずと張っている保護膜と考えることができよう。しかし，幻覚・妄想の支配に抗いきれず，精神構造は全周破線状態にまで進んで，行動をコントロールできなくなり，精神科病院に入院した。初回入院以降も，幻聴を主症状とする入退院を繰り返すことになる。

訪問看護時の状態

精神科病院を退院したK氏は，幻聴体験が続いていながらも通院し，デイケアに通い，一部が破線状態にある精神構造のまま15年間，生活を維持してきた。K氏に心身の不調が訪れるたびに世話をしてきたのが両親であり，両親は外側の保護膜であったと考えられる。

「子どもの声が聞こえてきたり，自分の悪口が聞こえてきたりする」といった退院後も続いていた幻聴体験に対しては，そのたびに，デイケアを休むなど，外部との接触を断つことで，精神構造のほころびを繕うように対処してきたのである。

両親の他界は，K氏を支えてくれていた外側の保護膜の喪失であった。両親の保護膜がなくなってからも，K氏は，不調な時はデイケアに行かず外出もせず，外部との接触を断つことで対処してきた。そして，食事はもとより，新聞を読み，テレビを観て過ごすなど，基本的な日常生活行動はとれていた。

しかし，K氏は徐々に「怖くて外に出られない」ことがふえていく。「自分でもおかしいと思うけど，どうしても聞こえてくるので，外にも出られないの」とK氏本人も言っているように，幻聴であることは認識しているのであるが，現実として自分の身に降りかかってくることを払いのけることができない。それが生活に必須な買い物

などの行動にまで影響を及ぼしているのである。

　K氏のこうした状態を精神構造としてみれば，臨界期の状態と同様である。K氏は寛解には至っていないと考えられる。

　実際，地域で暮らす患者にはこうした状態にあるケースが多い。急性状態は脱して臨界期に入ったのはいいが，そこにとどまっている患者，あるいは，臨界期から寛解期前期に入ったものの，ちょっとした刺激で，まだ厚みの足りない精神構造に破れ目が生じ，臨界期のような一部破線状態の円に戻っているように思われる人たちである。そんな彼らが統合失調症の"慢性状態"とみなされ，回復過程を支援する治療・看護の視点が軽視されているということはないだろうか。地域でのケアが，生活支援・福祉的なケアに全面的に委ねられてしまうとしたら問題である。地域に暮らす患者の支援においても，寛解をめざす急性期看護の目を欠かしてはならないと思う。

看護方針

　外部刺激の侵入によって心理的にも身体的にも疲弊し，外出をはじめとする社会活動が制限されている状態であることを念頭にかかわる。患者が安心できる存在になっている訪問看護師は，当面，患者の外側の保護膜としての役割を担う。

　K氏は，基本的日常生活行動はとれているし，時々襲う幻聴に対しては，頓服薬をのむことで対処できている。だが，幻聴の内容は被害的であり，子供の声や「お前は馬鹿だ」という悪口であることに変化がなく，自己評価は低い。また，幻聴の影響を受けて，生活が制約されている。したがって，K氏が自己評価を高め，幻聴に距離をとれるようになることが目標になる。

看護診断

- 感覚知覚混乱
- 社会的孤立
- 摂食セルフケア不足
- 非効果的健康維持
- 社会的相互作用障害

看護の実際 ● 具体策，ケアの要点

かかわり方——留意点，心得

① 幻聴への対処の仕方について，頓服薬のほかに何かないか，一緒に考える。
② 幻聴が激しい時に自ら頓服薬を内服できていることを支持する。

　　理由 自己評価を高める。

患者の行動に関するケア

　患者のペースを尊重する。患者の興味や関心が，買い物以外のことで外に向けられた場合は，看護師が同伴で外出することを試みるなど，徐々に行動範囲が広がってい

くのを待つ。「買い物に 1 人で行けるようになる」ことが目標であるが, くれぐれも急いではならない。

①　積極的に外出を促すことはしない。患者が選んでいる現在の過ごし方を支持する。

　　理 由　無理をさせてはならない。

②　必ず, 外に出られる日がくることを, 言葉で伝える。

③　無理して付き合いを広げる必要はない。患者が希望しないのであれば, ヘルパー等の支援につなげることも急がない。

治療に関するケア

①　薬の飲み心地や副作用の有無を確認する。

②　現在服用している薬について, 医師と相談する。

あとがき

　本書は，当初『統合失調症急性期看護マニュアル』（阿保順子編／急性期精神科看護研究会著，2004年初版，2009年改訂版；以下「前書」）の新版として企画された。前書は，筆者（阿保）があたためてきた「精神構造と保護膜」モデルを，臨床での看護実践に使っていただくことをめざして，まとまった形で提示した最初の本である。幸いにも多くの読者を得ることができ，版を重ねてきた。初版の表紙は帯付きで，大きく刷られたキャッチコピーは，「わかれば，できる。」だった。統合失調症を発症してしまった人々が，回復力を発揮して寛解までの過程をしっかり経過するために，看護に何が求められているか，どうすることが援助になるのかを考え，「わかりたい」と思っている――すなわち，業務をこなすのではなく，専門職として精神科の看護を実践したいと思っている看護師（それはもちろん著者ら自身のことでもあった）のために出版したことが，的はずれではなかったと安堵するとともに，その方々が手に取られたことの重みを思う。

　患者理解が深まることで，患者にかかわる実践の意味が明確になる。それを助けるのが理論である。理論をもたない専門的看護はありえない。前書が，精神領域における専門的看護の追求に貢献していることについては確信がある。多くの臨床現場で学習会が開催され，事例検討会ももたれた。筆者も招かれて何度も参加し，臨床家の熱気に触れることができた。そして，理論的な根拠を伴う実践の手ごたえを感じているとの反応を聞き，著者として大いに励まされた。同時に，不十分な記述を見直すことや，さらにより使える理論に改良していく責任を自覚した。しかしその割には，改訂版発行からでさえ10年以上経ってしまい，責任を果たせなかったことを申し訳なく思う。基礎教育で精神看護学のテキストに採用されていると聞けば，なおさらである。

　今回，前書を構成も含めて全面的に見直したのは，改訂の必要と，今出すなら，遅きに失した分を一気に取りもどすような新版として構想するようにという，すぴか書房の要請による。当方に異論はなかった。

　本書では，今日の精神科病院医療の現状をふまえて，理論以前に基本的に重要な倫理や実践知，処遇や治療についてもページを割くことにした（Ⅰ：第1，2，3章）。その結果，必須事項をしっかりとおさえ，統合失調症急性期看護を総合的に学ぶために不足のない一書に生まれ変わったと思う（☞書名変更）。内容的な肝である"精神構造と保護膜"の理論（Ⅱ部：第4，5，6章）についても，ほとんど新しく書き直した。考え方の筋道は前書と変わらないが，説明する用語を整理し，わかりやすく明確な文章表現に改めるなど，リファインに努めた。説明はできるだけ心理学的概念に頼らないようにした。精神構造による「患者理解」が，心理学による「こころ」の解釈とは別の，看護学独自のテーマであることを明確に示したかったのである。たとえば「自我」という言葉は使っていない。また，「からだ」と「身体（しんたい）」も意識的に使い分

けている。さらに，前書の2つの保護膜（内側と外側）の図式に，新しく「自ずと張っている保護膜」を加えたことで，曖昧さをクリアした。いずれにしろ，"精神構造と保護膜"理論の説明は，本書の記述が，現時点における決定版である。

　さて，書名についてである。前書の「マニュアル」という命名については，理論を提起し，「わかる」ことの重要性をアピールしている内容と相反しているのでは？との声が聞かれた。〈「マニュアル」という言葉に込めた意味は，臨床での実践者のニードにこたえ，具体的な手引きとして役立つ本ということ〉（前書「はじめに」より）なのであったが，やはり，その逆説的な意図と一般的な受けとられ方のズレを埋めるのはむずかしかった。そこで，内容的にも「生まれ変わった」本書では，書名も脱皮して別の新刊書として世に問うことになったのである。つくづく考えた結果，「マニュアル」が「学」に変わった。これまた大胆な命名に過ぎるとも思うが，試（私）論的な趣を残した前書から一段アップして，本書では，看護学の要請に自分たちなりに蓄えてきた学識でこたえるという課題を課し，いい意味での教科書をめざした。それを「学」の一字で表わした。こればかりは読者の評価に俟つしかないのであるが，統合失調症急性期看護「学」を標榜することを，笑って許していただければ幸いである。

　本書は，筆者ら4名の共著である。岡田は，大学卒業後いったん社会に出てから新たに看護を学んだ経歴をもつ。精神科の現場で幅広い経験を重ねながら，看護の本質を見つめ考え続けている。筆者は北海道医療大学大学院博士後期課程の指導教授としてかかわっているが，彼の思考の鋭さに学ぶことが多く，同学の士として畏敬すべき存在である。東も那須も，筆者と出会ったのは同大学院博士前期課程であった。東は精神科救急，那須も急性期医療の現場で経験を積む。精神科の現場の体質や矛盾に悩みながらも臨床看護のむずかしさと「面白さ」を知る彼らとは，精神科看護の専門性などについて，しばしば語り合ってきた仲である。お気づきの方もおられるだろうが，共著者の中に，2009年改訂版で編者として筆者と名を連ねた，佐久間えりかの名前がない。彼女は2012年9月，早世した。享年55歳。生きていれば改訂の中心となって活躍してくれたはずである。今は，進みの遅かった私たちの作業を，きっとあの笑顔で空から見守ってくれていたのだろうと思っている。「そうだよね，佐久間！」

　原稿は分担したが，全員がすべてに目を通している。完成に至るまでには，修正や構成の組み替えを何度も繰り返し，その都度リモート編集会議での確認を経ている。あえて編者を立てず，共著とする所以である。全体のまとめ役と編集作業を担われたのは，すぴか書房の宇津木利征氏である。氏には，コロナ禍という思うにまかせない状況下で，徹頭徹尾，本書の完成を支援していただいた。深く感謝します。

2021年8月10日

共著者を代表して

阿保 順子

索引

■著者紹介

阿保順子（あぼじゅんこ）　長野県看護大学名誉教授
　　1949 年青森県弘前市生まれ。1970 年日本赤十字中央女子短期大学卒業。慶応義塾大学通信教育部にて哲学を，弘前大学人文科学研究科にて文化人類学を学ぶ。日本赤十字中央病院，弘前市立病院にて看護師。看護教員，非常勤講師を経て，1993 年北海道医療大学看護福祉学部教授。2010 年長野県看護大学学長（〜 2014 年）。現在，NPO 法人こころ理事長。
　　著書：『身体へのまなざし；ほんとうの看護学のために』（すぴか書房，2015 年），『精神看護という営み；専門性を超えて見えてくること・見えなくなること』（批評社，2008 年），『痴呆老人が創造する世界』（岩波書店，2004 年／岩波現代文庫では『認知症の人々が創造する世界』に改題，2011 年），『回復のプロセスに沿った精神科救急・急性期ケア』（編著，精神看護出版，2011 年），『高齢者の妄想；老いの孤独の一側面』（浅野弘毅と共編，批評社，2010 年），『人格障害のカルテ〔実践編〕』（犬飼直子と共編，批評社，2007 年），ほか。

岡田 実（おかだみのる）　岩手保健医療大学教授
　　1952 年青森県青森市生まれ。1977 年弘前大学教育学部卒業。1985 年弘前大学医療技術短期大学部看護学科卒業。2004 年放送大学大学院文化科学研究科総合文化プログラム環境システム科学群修了，修士（学術），2010 年北海道医療大学大学院看護福祉学研究科看護学専攻博士後期課程修了，博士（看護学）。青森県立つくしが丘病院看護師長，青森県立精神保健福祉センター総括主幹，弘前学院大学看護学部教授，長野県看護大学教授を歴任。2019 年より現職。現在，大学院研究科長。また，Zoom によるオンライン・ワークショップ（中堅・熟練看護師育成プログラム，看護研究支援プログラム，文献の抄読会）主催。　mokada@iwate-uhms.ac.jp
　　著書：『暴力と攻撃への対処；精神科看護の経験と実践知』（すぴか書房，2008 年），『ナイチンゲールはフェミニストだったのか』（共著，執筆論題「ナイチンゲールの女性論；ラスキン，Ｊ・Ｓ・ミル，ガマーニコフとの比較から」，日本看護協会出版会，2021 年），ほか。

東　　修（あずまおさむ）　佐久大学看護学部准教授
　　1967 年北海道森町生まれ。1992 年掖済会名古屋看護専門学校卒業。2009 年北海道医療大学大学院看護福祉学研究科看護学専攻博士前期課程修了，修士（看護学）。精神看護専門看護師。看護師として生々会松蔭病院，国立名古屋病院，市立函館病院，林下病院勤務を経て，2013 年長野県看護大学健康センター長，2015 年同大学看護学部講師。2019 年亀田北病院看護部長補佐。2021 年より現職。
　　著書：『死の臨床；高齢精神障害者の生と死』（松本雅彦・浅野弘毅編，執筆論題「精神科病院における身体合併症治療の現状」，批評社，2011 年），『回復のプロセスに沿った精神科救急・急性期ケア』（阿保順子編，2 章①，精神看護出版，2011 年）

那須典政（なすのりまさ）　林下病院看護部長
　　1971 年北海道上士幌町生まれ。1996 年北海道立衛生学院看護師科卒業。2018 年北海道医療大学大学院看護福祉学研究科博士後期課程単位取得後退学。精神看護専門看護師。看護師として柏葉脳神経外科病院，市立函館病院，林下病院勤務。2010 年長野県看護大学健康センター長（〜 2013 年）。札幌保健医療大学看護学科助教，天使大学看護学科講師を経て，2016 年より現職。
　　著書：『在宅看護学講座〔第 2 版〕』（スーディ神崎和代編，第Ⅳ部第 4 章，ナカニシヤ出版，2019 年），『回復のプロセスに沿った精神科救急・急性期ケア』（阿保順子編，3 章③，精神看護出版，2011 年），『人格障害のカルテ〔実践編〕』（阿保順子・犬飼直子編，執筆論題「人格障害者との間で葛藤する看護師の安寧のために」，批評社，2007 年）

2021 年 9 月 16 日　発行

統合失調症急性期看護学　患者理解の方法と理論にもとづく実践

共著者　阿保順子　岡田 実　東 修　那須典政

編集 / 製作 / 発行者　宇津木利征
発行所　有限会社すぴか書房
〒 351-0114 埼玉県和光市本町 2–6 レインボープラザ 602
電話 048-464-8364　FAX 048-464-8336
http://www.spica-op.jp
郵便振替口座 00180-6-500068

印刷　中央精版印刷　製本　永瀬製本所
本文：b7トラネクスト92.0g/㎡　　見返し：タント | P-72
表紙：NTストライプＧＡ | 新スノーホワイト

© 2021 Printed in Japan
ISBN978-4-902630-30-5

★ すぴか書房の本

身体へのまなざし　ほんとうの看護学のために

阿保 順子　[著]　　　四六判（上製）　169頁　定価（本体 2,500 円＋税）

こころとからだ、あるいは主観と客観の二分法は科学のための便法に過ぎない。現に存在するのは心身一如たる身体なのである。その身体を離れて実践はあり得るだろうか。臨床は身体的な営みの場である。人の奥深さ、身体の不思議 ‥‥ 看護の神髄にふれる思索の集成。

暴力と攻撃への対処　精神科看護の経験と実践知

岡田 実　[著]　　　A5判　200頁　定価（本体 2,600 円＋税）

問題を正視し，精神科臨床での看護師の実践を克明に描く，渾身の書！　「患者の自他に向かった暴力や攻撃行動への対処は，精神科看護では日常的なこととして受け入れてきた。…… このような看護行為が精神科看護と看護師にとってどのような意味があるのか……，こうした自問自答が本書の成立を支えている。」（著者）

自殺の看護

田中美恵子　[編]　　　A5判　232頁　定価（本体 2,800 円＋税）

未遂患者や、危険（うつ病、希死念慮、自傷行為…）を抱えた患者とかかわり，自殺予防の最前線に立つ看護師のために編まれた。個々のケースに対する介入を考えるとともに、衝撃的な出来事にさらされた看護師自身のダメージを最小限に食いとめるための取り組みにも大きくページを割いた，"自殺看護学"を標榜する無二の書籍。

コラージュを聴く　対人援助としてのコラージュ療法

山本映子　[著]　　　A5判　160頁　定価（本体 2,400 円＋税）

コラージュ療法に魅かれ、導かれ、活用の場を広げてきた著者による、クライエントとの同行（どうぎょう）という対人援助観にもとづく、コラージュがひらく世界への招待。「私をとらえて離さないコラージュの魅力を伝えたい。感動を分かち合いたい。」（著者）

高齢者のせん妄　安心をとどけるケアと介護の心得

守本とも子　[編]　　　A5判　141頁　定価（本体 2,000 円＋税）

高齢者はせん妄を起こしやすい。しかし、せん妄状態は「安心をとどける」ことによって速やかに経過させることができる。高齢者と身近に接するすべての人に知っていてほしい観察のポイントと，適切な対処法。看護師による，わかりやすい事例解説。